医療崩壊前夜

原口兼明
HARAGUCHI KANEAKI

幻冬舎MC

医療崩壊前夜

はじめに

このまま政府の医療費削減政策が続けば、確実に日本の医療は崩壊します。

政府は、超高齢社会に突入した日本において、これ以上高齢者の医療費が増え続けると国の財政が破綻してしまうと、マスコミなどを通じて国民に発信してきました。そして、増え続ける医療費によって国民皆保険制度が維持できなくなると危機感をあおり、診療報酬の抑制や病床の削減を推し進めることで医療費を削減しようと策を講じているのです。

しかし、これは大きな間違いです。実は２０２１年度の日本の医療費45兆円のうち、国が支出しているのは約32％にすぎません。その一方で、国民や事業主が支払う保険料が約53％を占め、残りの約15％が受診時の自己負担です。つまり、実際には医療費全体の7割近くが国民自身の負担によって支えられているのです。この現実を見れば、国の財政危機の原因を医療費に転嫁するのは、政府による巧妙なウソだといわざるを得ません。

私は、１９９４年に鹿児島県で耳鼻咽喉科クリニックを開院して以降、30年にわたって常に患者目線で地域の医療を支えるかたわら、こうした医療費削減政策の真実、そして問題点を現場で働く医師の立場から医師会などでも発信し続けてきました。

政府は医療費抑制を名目に診療報酬を引き下げて医師と薬品に払うカネを減らしたり、医学部の定員数を減らしたり、さらには後期高齢者医療制度で増加する高齢者からカネをむしり取ったりしようとしています。こうした愚策によってしわ寄せを受けるのは医療従事者や国民です。実際に医療費削減政策の推進により、多くの医療機関の経営は追い詰められています。日本病院会の調査によると、2023年には全国の病院の約7割が経営赤字に陥っており、国民にとって適切な診療・治療を受けられる医療体制を維持するのが困難になっているのです。2024年4月からは医師の働き方改革を断行し、ただでさえ逼《ひっ》迫《ぱく》している医療現場を混乱に陥れようとしています。このままでは、多くの医療機関が倒産・廃業し、日本の医療は崩壊してしまいます。

本書では、現状の医療行政の矛盾や問題点を客観的なデータをもとに明らかにし、日本の医療崩壊を食い止めるためには、医療費削減政策を撤廃しなければならないことを強く提言します。なお、介護保険制度や歯科医療も医療政策と密接に関連し、特に歯科医療は糖尿病などの全身疾患との関わりが深く重要な課題となっていますが、本書ではその2つは除いた問題に焦点を絞って論じていきたいと思います。

本書をきっかけに、より多くの人々が日本の医療政策に関心を持ち、医療費の財源をどこに求めるべきなのか、日本の医療を救うために人々の間で真摯な議論が始まることを期待しています。

目次

第二章　日本医療を崩壊に導く諸悪の根源は「医療費抑制政策」にある

財源確保を名目に始まった国の愚策

第三章
「医療費抑制」を名目にした国の愚策①
診療報酬を引き下げて 医師と薬品に払うカネを減らす

第四章

「医療費抑制」を名目にした国の愚策②
医療費を抑えるために医学部の定員数を減らす

第五章

「医療費抑制」を名目にした国の愚策③
後期高齢者医療制度で増加する高齢者からカネをむしり取る

第六章 適切なケアを受けられる医療体制の構築を目指して

日本を救うのは国民一人ひとりの声

第一章

日本の医療はこれから確実に崩壊していく——

医師の働き方改革で勤務医の時間外労働が見直された

近年、医師の過重労働が問題視され、ようやく医師の働き方改革が始まっています。2023年の12月、ある勤務医の過労死をメディアが一斉に報じました。亡くなったのは、兵庫県神戸市の救急指定病院（二次救急）に勤務する26歳の専攻医（初期研修を終え、専門研修プログラムを受けている医師）の男性で、自死する当日まで100日間休みなく連続して勤務し続け、最後の1カ月間の時間外労働は207時間50分に達していました。過労死ラインである月80時間の2・5倍という、異常なまでの長時間労働です。この専攻医は救急外来患者への対応だけでなく、学会発表の準備などさまざまな業務を任されており、心身ともに疲弊しきっていたようです。

医師の長時間労働は、医師本人の生命や健康を害するだけではありません。医師が疲弊していれば、その医師が提供すべき医療の質も当然落ちてしまいますし、医療ミスを起こすリスクも高まります。こうした問題意識は以前から、国・厚生労働省・医療界の間で共有されてきました。

そこで、2024年4月1日から新たにスタートしたのが、「医師の働き方改革」です。厚生労働省が広く国民に向けて周知を促す国民向け広報サイトには、「医師の働き方改革」の定義が次のように書かれています。

日本の医療は、医療機関に勤務する医師の長時間労働により支えられてきました。「医師の働き方改革」とは、こうした現状を〝改革〟し、医師が健康に働き続けられるような環境を整備することで、患者さんに提供する医療の質・安全を確保すると同時に、将来にわたって持続可能な医療提供体制を維持していくための取組です。このうち、医師の残業時間に上限を設ける制度が2024年4月からスタートしました。

国がこの「医師の働き方改革」を始めるうえで一つのきっかけとなったのが、2011年12月に労働政策研究・研修機構（JILPT）が行った「勤務医の就労実態と意識に関する調査」（有効回答数3467票）です。その報告書は300ページを超え、「医師不足、スキル形成、訴訟リスクに対する認識」「主たる勤務先での勤務形態」「勤務医の複数就業」「当直の状況」「オンコールの状態」「年次有給休暇取得日数」「医師の負担感と疲労度」「満足度」などさまざまな観点から勤務医の就労実態に迫っています。

この調査で特に問題視されたのが、勤務医の労働時間の長さでした。２０１１年の時点でも、いわゆる過労死ラインを超えて働いている勤務医が４割以上も存在しており、早急になんらかの対策を取る必要があると、国も厚生労働省も考え始めました。

長時間労働によって確実に落ちる医師の業務能力

そうして２０１７年8月に厚生労働省が立ち上げたのが「医師の働き方改革に関する検討会」です。検討会メンバーは医師、看護師、病院長、医学部教授、日本医師会理事、法学者、労働問題専門家などの二十数人の有識者と厚生労働省の担当者で構成されました。

その検討会のなかでは、勤務時間と医療事故やヒヤリ・ハットの経験について、図表１のようなデータが示されました。

医療事故やヒヤリ・ハットが最も少なかったのは、１カ月の勤務時間が１５０時間以上２００時間未満の場合でした。１カ月の勤務日数を20日で換算すると、１日の実働時間が７時間半以上10時間未満のときに最もミスなく働けることになります。それよりも実働時

図表1 医療事故やヒヤリ・ハットの経験（勤務時間区分ごと）

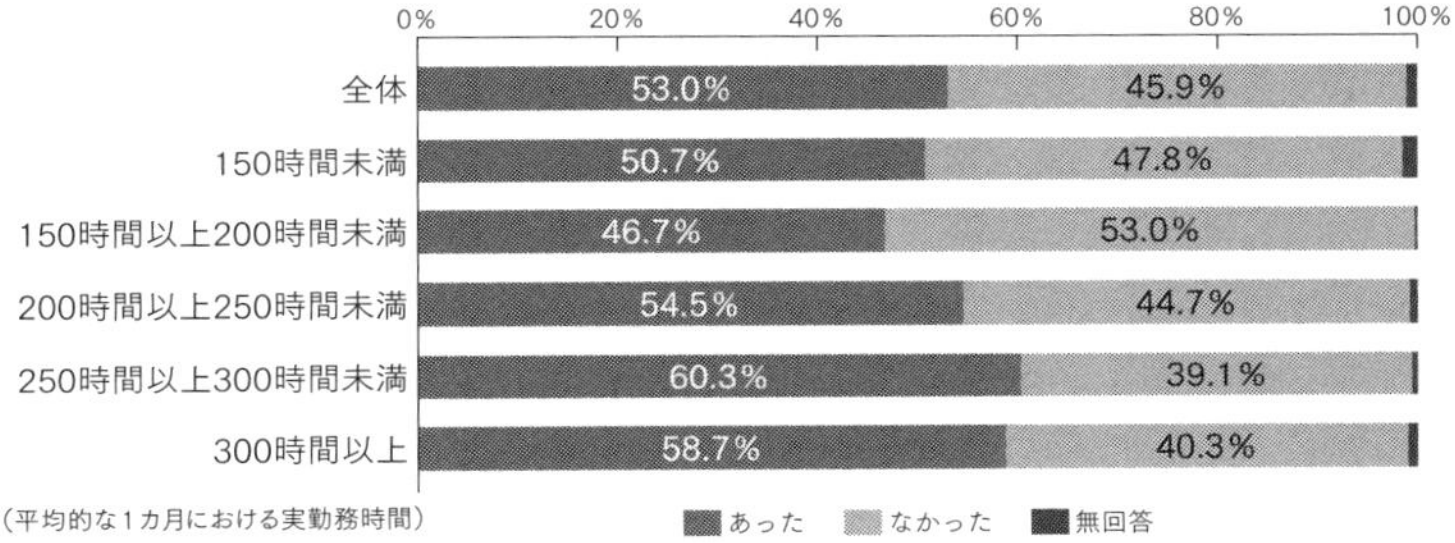

【出典】平成29年度厚生労働省・文部科学省委託「過労死等に関する実態把握のための労働・社会面の調査研究事業報告書（医療に関する調査）」

間が長くなると、ミスやヒヤリ・ハットを経験する機会が増えていき、1日12時間半以上15時間未満働く場合において最もミスが起こりやすくなります。

また検討会のなかでは、睡眠と疲労の関係について、次のようなデータも示されました。

図表2は、睡眠を取らずに仕事をし続けると作業能力はどうなるかを示した実験結果です。これを見ると、睡眠を取らずに働き続けると、作業開始13時間後くらいから、作業能力が急激に落ち始めます。血中アルコール濃度0・03%、もしくは呼気中アルコール濃度0・15%の、いわゆる酒気帯び運転と同程度まで落ちるわけです。そのまま睡眠を取らずにいると作業能力はさらに低下し、21時間を過ぎて徹夜の状態になると、もはや酒酔い運転のレベルまで注意力や判断力などの機能は下がってしまいます。医師にとって、徹夜で診

図表2　時間と作業能力の関係

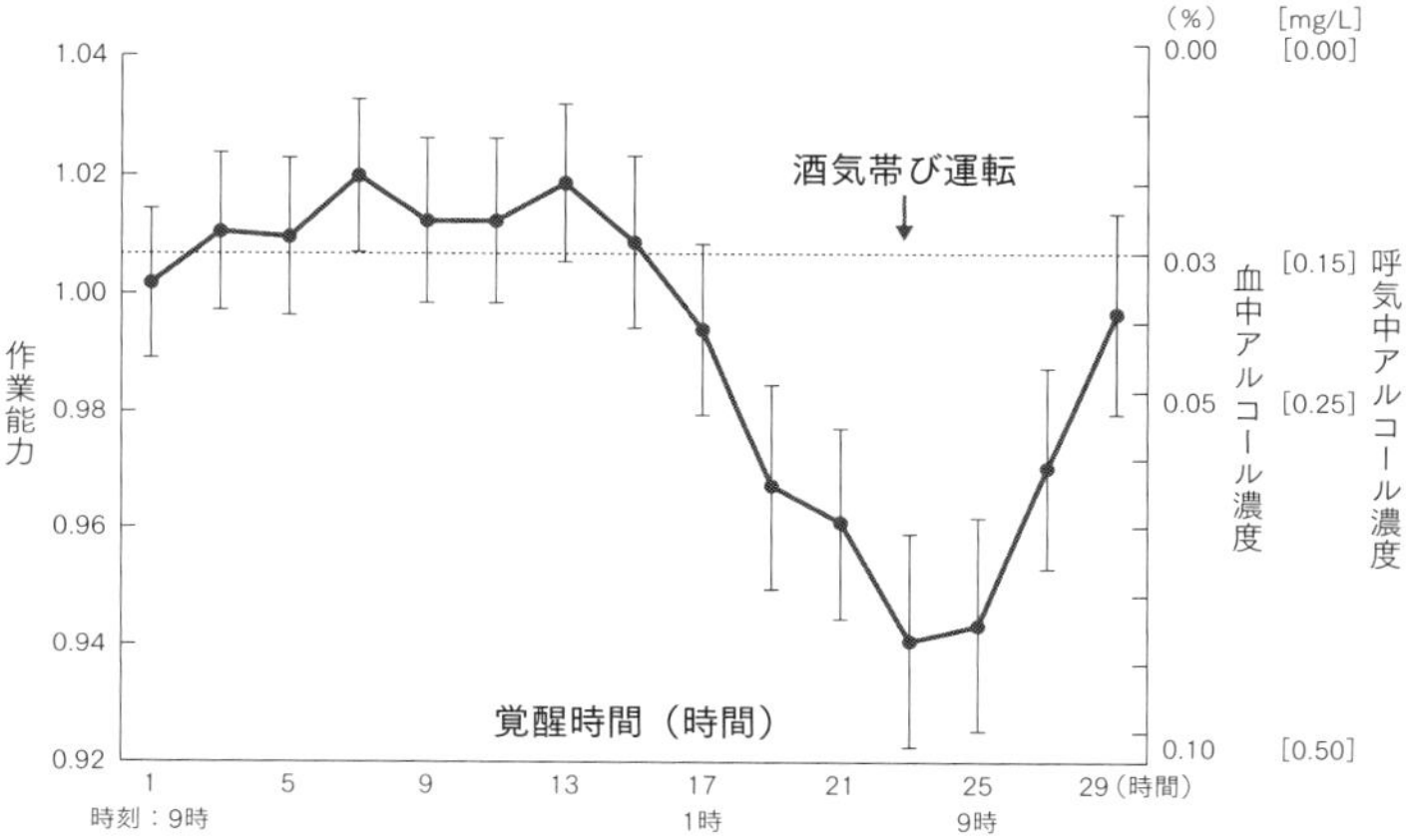

【出典】労働安全衛生総合研究所 産業疫学研究グループ 高橋正也「平成29年12月22日 第5回医師の働き方改革に関する検討会 睡眠と疲労」

図表3　慢性的に短い睡眠→睡眠負債

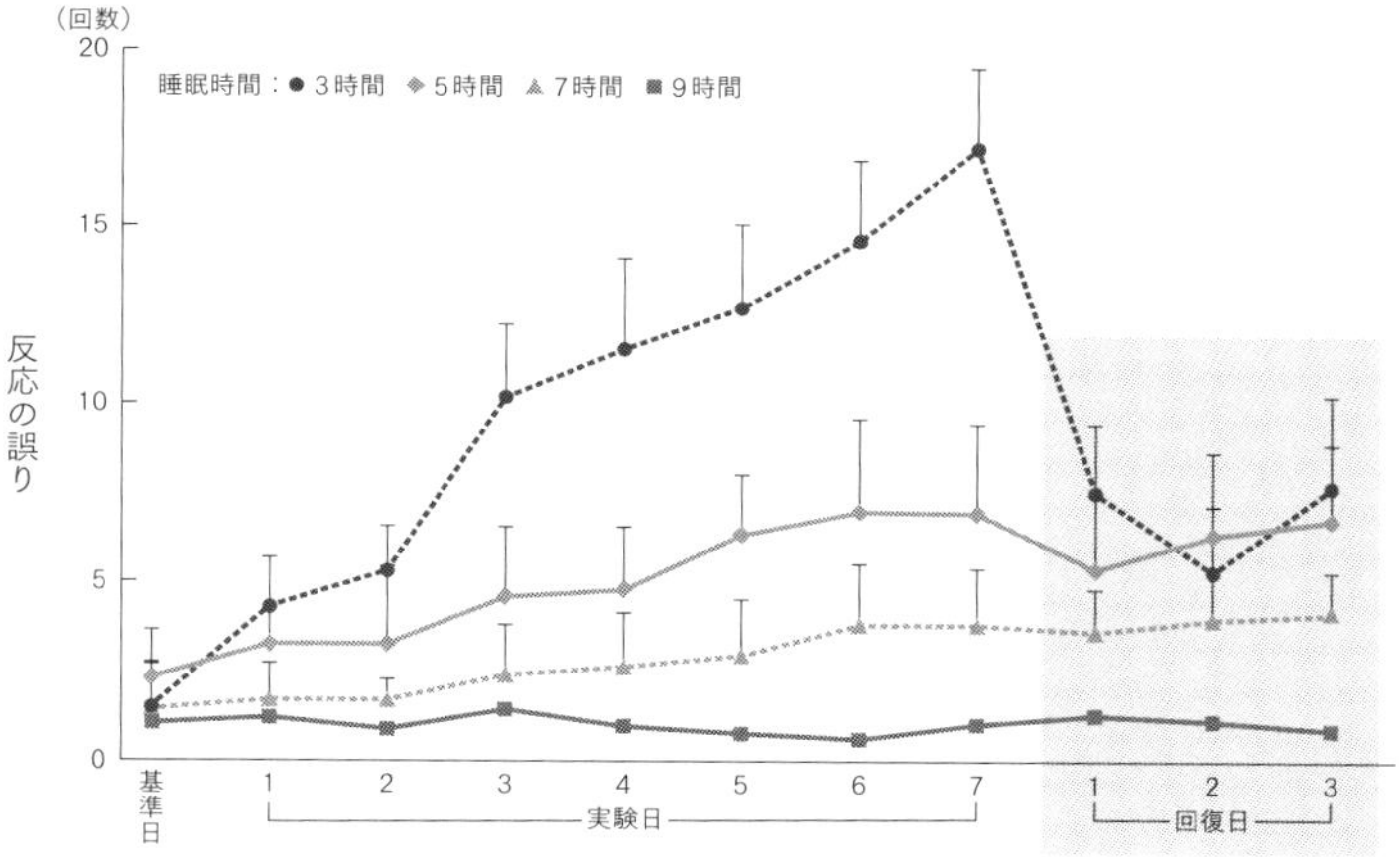

【出典】労働安全衛生総合研究所 産業疫学研究グループ 高橋正也「平成29年12月22日 第5回医師の働き方改革に関する検討会 睡眠と疲労」

察行為を続けることは重大な医療過誤につながる危険性が高まるのです。

図表3は、慢性的な睡眠不足が身体の反応にどう影響するかを調べた実験です。毎日9時間睡眠を取るグループ、7時間取るグループ、5時間取るグループ、3時間取るグループに分け、ランプが点灯したらボタンを押すという作業をしてもらったところ、9時間睡眠を取っているグループは1週間実験しても反応の誤りはほとんどなかったのに、睡眠時間の短いグループほど、日を追うごとにミスが増えていきました。そこで、1週間の実験を終え、全員8時間睡眠を取ってもらいながらさらに実験を続けたところ、9時間睡眠のグループは相変わらず好成績でしたが、睡眠時間7時間、5時間、3時間のグループは完全には疲れが回復せず、9時間睡眠のグループのような成績は残せませんでした。この実験は、日常的に睡眠不足が続いていると、3日間休養を取ったくらいでは心身は十分に回復しないことを表しています。

徹夜にしろ睡眠不足にしろ、勤務医の就労環境としては十分にあり得る状況であり、早急に改善されなければ、いつどこで重大な医療ミスが発生するか分かりません。

この検討会では、このほか医師の自己研鑽、女性医師の勤務環境、チームで作業を分担するタスク・シフティング、日直・宿直についてなど、医師の働き方に関するさまざまな観点を設定し、専門家を参考人に呼んでレクチャーしてもらうなど、討議は２０１９年３月まで、22回に及びました。

その結果、医師の働き方改革の方向性を定めた検討会報告書が作成され、それをベースにした「良質かつ適切な医療を効率的に提供する体制の確保を推進するための医療法等の一部を改正する法律」が２０２１年5月に国会で可決・成立したのです。

医師の時間外労働の上限は年９６０時間

こうして始まった医師の働き方改革ですが、その最大の狙いは医師の長時間労働の是正です。そのため、勤務医の時間外・休日労働時間の上限は年間９６０時間までと決められました。９６０時間という根拠は、過労死ラインといわれる「時間外労働月80時間」がベースになっています。医療機関がこの上限規制を遵守しないときには、労働基準法違反により、６カ月以下の懲役または30万円以下の罰金が科せられる場合もあります。

この規定は原則的にすべての勤務医に適用されます。ただし、国は例外規定も設けています。というのも、厚生労働省も認めているとおり、日本の医療は、医療機関に勤務する

図表4　医師の時間外労働の上限規制

	対象となる医師	時間外労働の上限
A水準	診療に従事するすべての医師	年間960時間 月間100時間未満
連携B水準	地域医療の確保のため、本務以外の副業・兼業として派遣される医師	年間1860時間 月間100時間未満
B水準	地域医療の確保のため、救急医療や高度ながん治療など自院内で長時間労働が必要な医師	年間1860時間 月間100時間未満
C－1水準	臨床研修医／専攻医の研修のために長時間労働が必要な医師	年間1860時間 月間100時間未満
C－2水準	専攻医を卒業し、技能研修のために長時間労働が必要な医師	年間1860時間 月間100時間未満

厚生労働省「医師の働き方改革の制度概要と最新情報」を基に作成

医師の長時間労働により支えられているからです。現実問題として、4月1日からいきなりすべての勤務医の時間外労働を厳しく規制してしまうと、救命救急の現場など、たちまち立ちゆかなくなる医療機関が日本中のあちこちに存在しているからです。また、専門研修を受けている専攻医や、高度技能を習得中の医師にまで時間外労働を規制してしまうと、十分な学びの時間を確保することができなくなる恐れもあります。

そこで厚生労働省は、時間外労働の上限規制に、図表4にある5パターンを用意しました。

なお、連携B水準、B水準、C－1水準、C－2水準で働きたいという医師のいる医療機関は、都道府県に指定申請をしなければならないことになっています。また、この特例措置は2035年度で終了の予定です。

置き去りにされたままの根本的な問題

厚生労働省はこの新制度のスタートにあたって国民向け広報サイトを立ち上げ、「医師の長時間労働改善に向けた取組にご協力ください」と呼びかけています。そして、「医師の働き方改革を進めることは、医師・患者の双方にとって重要なことです」と訴え、医師側のメリット、患者側のメリットを次のように説明しています。

●医師にとってのメリット

・勤務間インターバルの確保により必要な休息がとれる（宿直明けは昼までに帰宅できる）

・タスクシフト／シェアの推進により、医師でなければできない仕事に集中できる

●患者にとってのメリット

医師の健康が確保されることで…
・さらに安心・安全な医療が受けられる
・質の高い医療が受けられる

ここで説明されていることは確かにそのとおりだと思います。長時間労働を強いられ疲弊している医師が多いことは事実であり、そのために「医師の働き方改革」が必要であることにも同意します。

しかし、国民に対する厚生労働省の説明で、完全に抜け落ちていることがあります。それは「なぜ現状では医師が長時間労働を強いられているのか」という、そもそも医師に働き方改革が必要になった背景についての説明です。

国が長年にわたって医師の数を制限し続けてきたからこそ、医師が長時間労働を強いられるようになったという、自分たちの失政には一言も触れることなく、ただ「医師にも患者にもメリットがあるので協力してください」などと国民にお願いするのは、私などから見ると、少々ムシが良すぎる気がします。

それどころか、国民と医師のためのこの改革スタートが、いよいよ医療崩壊の前夜となっている可能性すらあると私は考えています。

地域の病院から医師がいなくなる

医師の働き方改革が始まって2024年10月現在で半年が過ぎました。改革の効果を検証するには時期尚早ではありますが、今回の改革に対する私の見方は懐疑的です。事実、医師の働き方改革による影響は、「地域医療の機能不全」という形ですでに現れ始めているからです。

医師の数に関していえば、わが国には二つの大きな問題が存在しています。一つは、医師の数が絶対的に足りないこと、そしてもう一つが、地域によって偏在していることです。高度成長期以降、わが国の人口は基本的に地方から都市部へと流入し続けており、特に東京圏への一極集中が議論の的になってきました。医師という職業を選択した人についても例外ではありません。

また、都市部の医療機関のほうが患者の数が多く、医療機材や検査体制も充実しているため、臨床の現場で出会う症例も多種多様であり、医師としてもそれだけ豊富な経験を積むことができ、キャリア形成に有利といえます。そういう意味でも、医師にとっては地方より都市部、小さな診療所よりも規模の大きな大学病院のほうが魅力的なのです。

こうした事情から、わが国の医療界では、都市部と地方における医師の偏在が解決すべき課題として長年にわたり問題視されてきました。特に過疎の地域では医師不足が深刻であり、医療を受けたくても受けられない医療難民の発生するリスクが高まっています。

医師の働き方改革で加速する医師不足

都市部と地方とで医師数が偏在しているわが国で地域医療を支えていたのは、大学病院から地域の関連病院に派遣されている勤務医たちでした。

わが国では全国すべての都道府県に1校以上の医大（大学医学部）が存在しており、地域の病院の多くは地元大学病院の関連病院となっています。大学病院側から見れば、地域の関連病院は学生や医局員の臨床研修を受け入れてくれる存在であり、関連病院側から見れば、大学病院は必要なときに医師を供給してくれる存在になっていて、両者が関係性を深めることは双方にとってメリットのあることでした。

ところが、医師の働き方改革で勤務医一人ひとりの労働時間に上限が設けられるようになると、大学病院側は地域の関連病院に医師を派遣する余力がなくなりました。勤務する医師1人あたりの労働時間を減らしながら、従来どおりの医療サービスを維持していこうとすれば、これまで以上の人員を確保する必要が出てきたからです。例えば、1日12時間働く医師10人で120の仕事量をこなしていたとすると、労働時間を1人8時間に制限された場合には、医師が15人いなければ120の仕事量をこなせない計算になります。

その結果起きているのが、それまで地域の病院に派遣していた医師の、大学病院への呼び戻しです。大学病院側からすれば、自分たちの病院の業務を守るのに精いっぱいで、地域の関連病院を援助する余裕はなくなりました。

一方、今まで大学病院から医師を派遣してもらっていた地域の病院では、医師不足がさらに深刻化しました。外来患者に来てもらっても診察する医師がいないため、診療時間を大幅に短縮したり、なかには診療科そのものを閉鎖したりする病院も出てきました。また、地域の救命救急病院でありながら、当直医が確保できないため、夜間の救急搬送の受け入れを制限せざるを得ないケースも続出しています。

患者が必要な医療を受けられない

医師の働き方改革の推進により、地域の病院に派遣されていた医師が大学病院に呼び戻されてしまうと、地域の病院はいきなり機能不全に陥ります。そしてその結果、大きな不利益を被るのが地域の住民です。自分の受診していた診療科が閉鎖された場合、それまで通い慣れた近くの病院では受診できなくなり、場合によっては他府県の病院にまで通院しなければならなくなります。これは高齢の患者にとって大きな負担になります。また、その地域で救命救急が迅速に行えなくなれば、地域住民の生命まで脅かされることになります。

医師の働き方改革によって引き起こされる弊害は地方にとどまりません。たとえ都市部の病院であっても、診察や手術を受けるまでの待機時間の長期化が発生しています。

例えば、普段は週3回の手術を行っていた外科医が、労働時間短縮の影響で週2回しか手術できなくなれば、手術を受けたくても受けられない患者が毎週1人ずつ増えていきます。そうした患者が累積していけば、それまで受診後1カ月以内に受けられた心臓病やがんの手術も、2カ月待ち、3カ月待ちを余儀なくされ、その間に病状が悪化することも考えられます。高齢化が進むわが国では、患者の総数は今後さらに増え続けると予想されることから、待機時間の長期化はより深刻になっていくはずです。

医師の働き方改革で医師が地域の病院から大学病院に引き上げた結果、患者は通い慣れた医療機関で受診できないケースが増え、救急病院の一部では夜間救急の受け入れを休止し、予定していた手術の待機時間が長くなる……。医師の働き方改革は、都市部も地方も関係なく、「患者にとって適切な医療サービスが受けにくくなる改革」にもなっているのです。

医師の働き方改革が始まって半年以上が過ぎましたが、医療関係者からもあまりいい話は伝わってきません。例えば病院で外科部長を務めている知人は「外科の技術習得には一定の時間が必要なのに、時間外の労働時間に上限が設けられると、経験の浅い外科医は技術の習得と維持のために時間が使えなくなり、外科医全体の技術レベルが下がっていくのではないか。研修のためのC水準を申請する手もあるのかもしれないが、事務手続きが恐ろしく煩雑なようなので、事務方にはなかなか頼みづらい」と憂えていました。また、開業医をしている知人は、「時間外の労働時間が決められてしまうと、病院としてそれに違反しないよう、実際に働いていてもあえてカウントしないサービス残業が増えるのではないか。そうなると、医師の実際の労働時間がかえって見えにくくなり、労働環境がさらに悪化するかもしれない」と懸念していました。

患者側も実際に困っているようです。私がかかりつけ医を務めている患者の高齢の母親は郡部で一人暮らしをしていて、それまでは月に1度、バス1本で行ける病院に高血圧の薬をもらいに行っていました。ところが、その病院が医師不足で休業してしまったため、仕方なく隣町の別の病院まで行かなければならなくなったのです。その病院へはバスと電車を乗り継いでしか行けないため、行くのが面倒で通院を3カ月ほどサボっていたところ、ある日激しい頭痛と吐き気に襲われ、別の病院に救急搬送されました。診断は高血圧緊急症で、そのまま入院加療することになってしまいました。この事例なども、医師の働き方改革の悪しき影響といえます。

地域から崩壊していく日本の医療

2024年4月から始まった医師の働き方改革は、医療現場で日々疲弊している勤務医の生命と健康を守り、かつ彼らが提供している医療の質の低下を防ぐために必要な手立てでした。しかし、この改革を実行したために、今度は地域医療が機能不全を起こしかけていて、多くの患者に不利益をもたらす結果につながっています。

このように、不具合が玉突き事故のように次々に連鎖していく現状を見ると、もはや日本の医療システムそのものになんらかの欠陥があるのではないかと考えざるを得ません。日本の医療は今、地域から次第に崩壊しつつあるように見えます。

振り返ってみれば、私たち日本国民が「医療崩壊」の4文字を初めてリアルに認識するようになったのは、新型コロナウイルス感染症(COVID-19)のパンデミックが始まった2020年の春頃だったと記憶しています。急増するコロナ患者に医療現場が次第に対応しきれなくなっていき、スタッフもベッドも足りなくなり、東京都医師会の会長が「医療的緊急事態宣言」を発したのが4月6日でした。そしてその翌日、当時の安倍首相が1回目の「緊急事態宣言」を発出することになります。

当時、多くの国民は、「日本が医療崩壊の危機に瀕《ひん》するなんてあり得ない」と驚きました。なぜなら、日本はアジアで唯一G7に参加している先進国であり、世界第3位(当時)の経済大国であり、世界に誇れる国民皆保険制度の国であり、医療の面でも世界の一流国だと信じて疑わなかったからです。

ところがその後、〝医療先進国〟だったはずのわが国で、起きてはいけない事態が次々に発生します。全国各地の病院でクラスターが発生し、院内感染で死亡する人が増加していきました。東京や大阪などの大都市圏でも重症者用のベッドや人工呼吸器が足りなくなり、中等症患者だけでなく、重症患者でも入院できない人が急増します。

そしてついに、本来なら入院が必要だったにもかかわらず、入院できずに自宅療養中だった人が死亡するケースも出てきました。そのすべてが報道されたわけではありませんが、厚生労働省のまとめによれば、2020年12月中旬から2021年1月下旬までのおよそ40日間に、27人が自宅療養中に、さらに2人がホテル療養中に死亡しています。私も医療従事者の一人として、この事実を極めて重く受け止めるとともに、医療を必要とする人に適切に提供できなかった時点で、このときすでに医療崩壊が部分的に起きていたと考えています。

わが国の医療行政は、いったいどこでボタンを掛け違えてしまったのか――。

これらの問題を掘り下げていくと、根本的な要因の一つとして、日本政府が長年にわたり実行してきた「医療費抑制政策」に行き当たります。この政策が日本の医療システム全体にどのような影響を及ぼしているのか、私たちは改めて検討し直さなければならない時期に来ています。

第二章

日本医療を崩壊に導く諸悪の根源は「医療費抑制政策」にある

財源確保を名目に始まった国の愚策

医療崩壊の元凶は国の医療費抑制政策にあり

コロナ禍では、必要な医療を受けられずに自宅で亡くなる人が続出しました。医療現場では多くの医師が過労死レベルを超えて働いていて、それを是正するために始まった「医師の働き方改革」が地域医療の現場をさらに疲弊させ、その影響で多くの患者が不利益を被《こうむ》っている……。

日本の医療は今、明らかに崩壊の危機に瀕しています。それがマスメディアであまり報道されないのは、ある大きな力が働いているからです。その力の主は「国」であり、その金庫番である「財務省」です。

ご存じのとおり、財務省は中央官庁のなかで最大最強の力を持つスーパー官庁であり、予算という財布のひもを握っているだけに、ほかの省庁はなかなか逆らえません。その財務省が「抑制し、あわよくば削減しよう」と過去数十年にわたって目の敵《かたき》にしているのが、国の社会保障関係費であり、その3分の1を占める医療費なのです。

例えば、図表5の2023年度（令和5年度）の国家予算（一般会計歳出）のうち、約36兆8889億円（32・3％）が社会保障関係費でした。その内訳は、年金が13兆857

図表5　2023年度の一般会計歳出（予算）

（単位：億円）

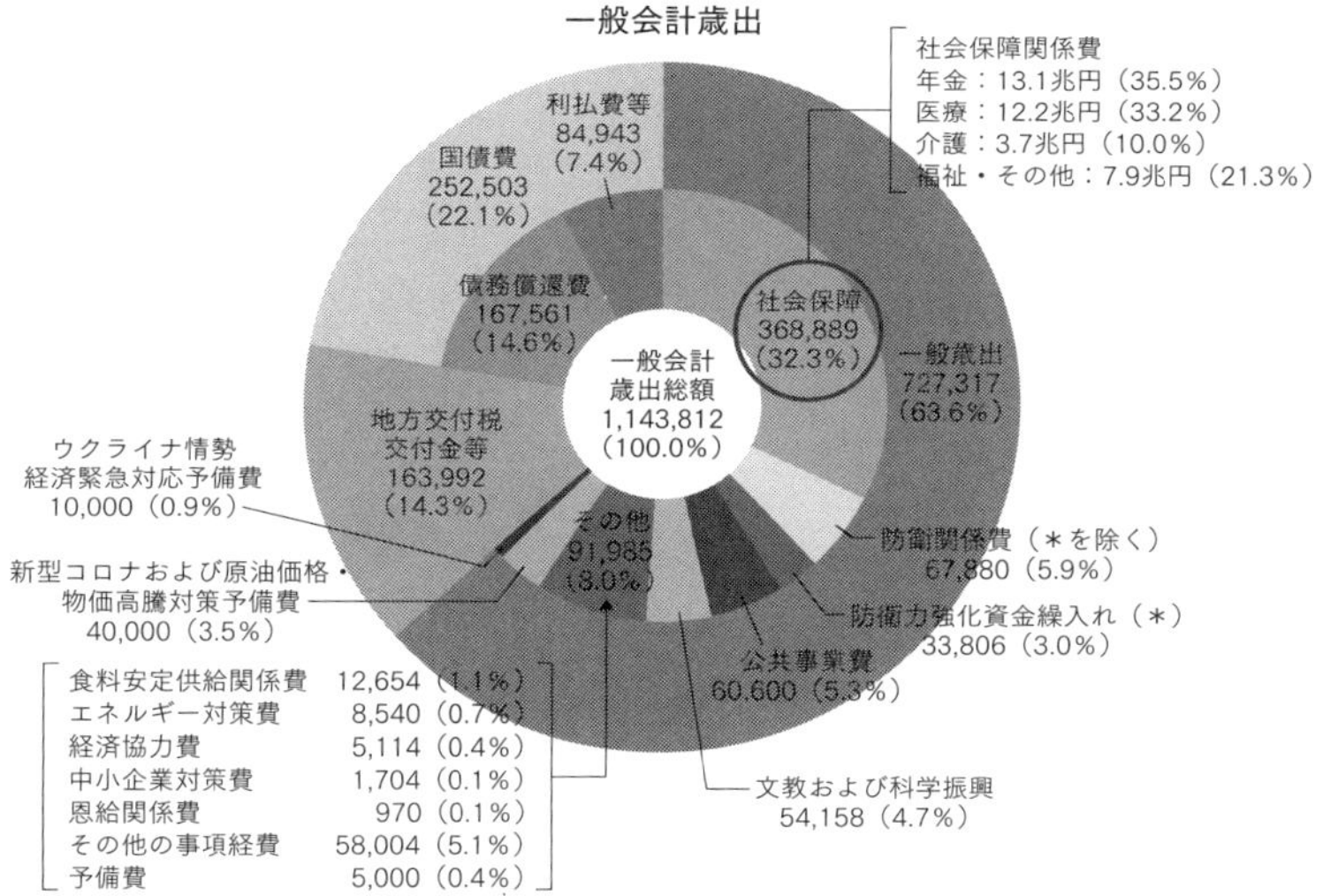

社会保障関係費の内訳

（単位：億円）

区　分	2023年度	区　分	2023年度
1. 年金	130,857	4. 福祉・その他	78,581
（1）厚生年金	104,843	（1）生活扶助費等負担金	13,555
（2）国民年金	19,926	（2）児童手当・児童扶養手当	12,150
（3）その他	6,087	（3）障害福祉サービス	21,072
2. 医療	122,492	（4）子どものための教育・保育給付等	13,744
（1）国民健康保険	31,166	（5）高等教育の無償化	5,311
（2）全国健康保険協会管掌健康保険	12,688	（6）雇用保険	539
（3）後期高齢者医療給付費負担金等	56,794	（7）その他	12,211
（4）医療扶助費等負担金	13,912	（生活保護費再掲）	28,301
（5）その他	7,931	合　計	368,889
3. 介護	36,959		
（1）給付費負担金等	30,779		
（2）2号保険料国庫負担	2,575		
（3）その他	3,606		

（注1）計数については、それぞれ四捨五入によっているので、端数において合計とは合致しないものがある。
（注2）一般歳出における社会保障関係費の割合は50.7%。
※「一般歳出」とは、歳出総額から国債費および地方交付税交付金等を除いた経費のこと。
※「基礎的財政収支対象経費」（＝歳出総額のうち国債費の一部を除いた経費のこと。当年度の政策的経費を表す指標）は、895,195（78.3%）

【出典】財務省『ファイナンス』令和5年4月号

億円（35・５％）、医療が12兆２４９２億円（33・２％）、介護が３兆６９５９億円（10・０％）、福祉・その他７兆８５８１億円（21・３％）です。

医療費は、正しくは「国民医療費」といい、保険診療の対象となり得る病気やけがの治療に要した費用の合計金額のことです。例えば、図表６の２０２３年度の国民医療費は概算で47・３兆円でした。国家予算（一般会計歳出）より金額が大きいのは、国庫からの支出のほかに、地方自治体支出、事業主支出、保険料、窓口負担が加算されているからです。その２０２３年度の国民医療費は前年度より１・３兆円増加し、前年度比２・９％増です。その内訳は、医科の入院が18・７兆円（全体の39・５％）、医科の入院外が16・４兆円（34・７％）、歯科が３・３兆円（７・０％）、調剤が８・３兆円（17・６％）、訪問看護と療養が０・61兆円（１・３％）でした。ちなみに、国民１人あたりで計算すると約38万円で、前年度より１万２０００円増えました。

このグラフを見ても分かるとおり、すでに超高齢社会に突入している日本では、国民医療費は基本的に〝自然増〟を続けていきます。人は高齢になるほど高血圧、糖尿病、脂質異常症、がんなどの生活習慣病を発症しやすく、長期間の治療と服薬が必要になるため、どうしてもお金がかかります。事実、２０２３年度の国民医療費を見ても、国民１人あた

図表6　2023年度の国民医療費

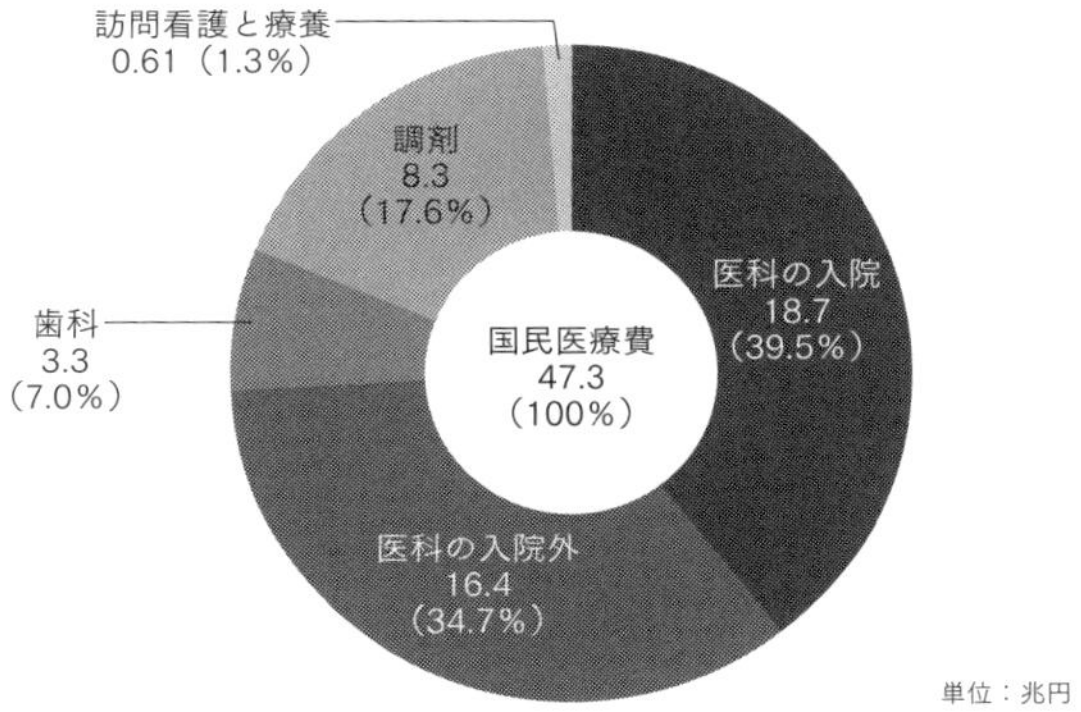

【出典】厚生労働省「令和5年度　医療費の動向」

図表7　国民医療費の推移

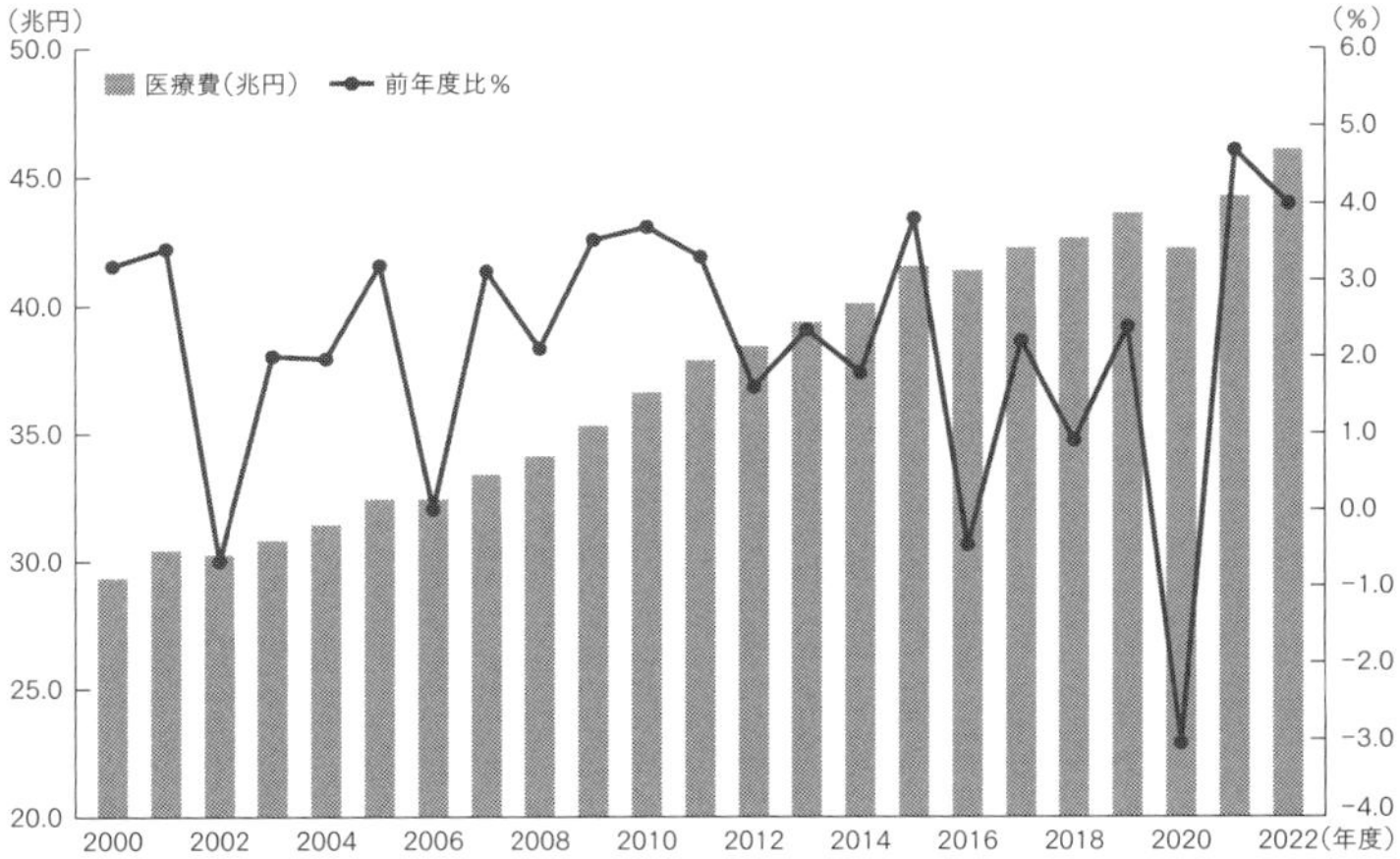

【出典】厚生労働省「令和4年度　医療費の動向」

りで割ると約38万円でしたが、年齢別に見ると、75歳未満が約25万2000円だったのに対し、後期高齢者となる75歳以上は約96万5000円と、75歳未満の4倍近くに上りました。そんな高齢者が毎年増え続けていけば、国民医療費も当たり前のように増えていきます（図表7）。ただし、図表7の2020年度だけは例外で、前年度から1兆円減少しました。人類初のコロナ禍を経験し、多くの人がコロナ以外の病気での受診を控えたからです。

こうして増え続ける国民医療費に、なんとか歯止めをかけたいと考えているのが財務省です。財務省はもともと緊縮財政を基調にしていますし、財務官僚も基本的に緊縮財政派が多いので、超高齢化とともに医療費や社会保障関係費が青天井のように増えていくのがどうしても我慢ならないようです。

例えば、財務省幹部のあるエリート官僚は、2022年に行われたある講演会（第58回財務省が考える、給付と負担のギャップを是正する為の医療費適正化の考え方と質向上との両立を含めた方向性）で次のように語っています。

社会保障の給付費を見ても、1990年度と比べて2019年度は2・6倍に膨れ上がっています。21年度当初予算では給付費は129・6兆円。財源については、6割の保険料収入と4割の公費負担で賄っており、国や地方自治体が負担している公費負担は51・3兆円に達しています。国庫負担金35・7兆円は税負担だけでは足りず、国債の発行で補っている状態です。

つまり、国民から見れば年金や介護、医療の給付を受けているものの、それに見合う負担をしていない。その分の負担は、国債を発行することによって将来の世代に先送りされています。私たち財務省は、この給付と負担のギャップが財政を悪化させている最大の要因だと考えています。日本の社会保障費の対GDP比は、世界各国と比べると中位グループですが、国民負担率は低い。「中福祉低負担」と言うべき状況にあり、この給付と負担のギャップは、このまま高齢化が進んでいくと、ますます広がっていくでしょう。この乖離《かいり》を縮小し、将来世代への負担の先送りを止めようというのが、社会保障制度改革の原点です。

給付と負担の乖離を是正する手段は、国民負担の引き上げと給付の伸びの抑制です。消費税率は19年10月に10%に引き上げられたばかりで、そのほかの税目も含めて負担増を求める切り口が当面ないとすれば、給付の伸びの抑制しか選択肢はありません。

講演会なので言葉を選んで丁寧に話していますが、財務省のいつもの論法でいえば、次のようになるでしょう。

国の借金はすでに1000兆円を超えている。国民1人あたりの借金もすでに900万円を超えた。にもかかわらず、国民医療費は毎年毎年膨らみ続けていて、毎年毎年赤字国債という借金をして支払っている状況だ。私たちの子や孫にこのまま借金を背負わせ続けていいはずがない。とにかく、国民医療費がこのまま青天井で上がり続ければ、わが国の財政は遠からず破綻する。そうならないためにも、これから国民医療費は抑制していくしかない。

思い起こせば、消費増税など何か国民に新たな負担増を強いるたびに、財務省からいつも「国の借金」の話を聞かされた気がします。あるいは、国の債務残高がGDP（国内総生産）の2倍になっているのは先進国で日本だけ、ともいわれました。または、国の歳出が税収で賄えているかどうか、つまりプライマリー・バランスを黒字化しなければ財政が早晩破綻する、といった主張もよくなされました。

しかし、衆議院財政金融委員会（2024年4月5日）での江田憲治議員の質問に対する財務省答弁によると、それらの財務省がよく使う言葉のレトリックは、その大部分がウソかマヤカシであることが多くの国民にも分かってきました。

財務省のいうプライマリー・バランスについて解説すると「借入を除く税収等の歳入」から、「過去の借金に対する元利払いを除いた歳出」を差し引いた財政収支のことです。「プライマリー・バランスが均衡」している場合は、過去の借金の元利払い以外の出費は税収などで賄い、新たな借金に頼らないということを意味します。

もう一つ、「財政均衡（均衡財政）主義」という言葉もありますが、こちらは予算の支出と収入が一会計年度において一致すべきであるという立場を表す言葉です。これは、公債発行による赤字財政を悪とするものであり、19世紀の財政学者の基本的な立場でした。それは古典学派と新古典学派に共通したマーケット・メカニズムに対する信頼に基づいた財政観に由来していたのですが、1929年の世界大恐慌によって、政府は赤字財政によって有効需要を創出することで景気を回復すべきであるというケインズ経済学の登場とともに後退していきました。

財務省が主張する国の会計において税収の範囲で支出しようとしていることは、「財政均衡主義」であり、世界的に見てもまれな財政運営方法なのです。従って、それを守る限り、日本経済は転落を続け、国民生活は貧困化するだろうと主張する学者も数多くいます。

国債は国の借金、という財務省のウソ

財務省のホームページを見ると、国債の債務残高を「国の借金」と表現しています。またマスメディアもごく当たり前のように、「国の借金が1000兆円に！」などと騒ぎ立てています。しかし、この表現はまったくもって正しくありません。

日本の債務残高は日本国の借金ではなく、日本政府の借金です。政府が必要な行政サービスを行おうとするとき、それらすべてにかかる費用を税収だけでは賄えないため、仕方なく国債を発行して資金を調達しているわけです。つまり、借主はあくまでも日本政府であって、日本国でもなければ、ましてや日本国民でもありません。

ところが、マスメディアは「国の借金はついに1000兆円を超えた。これは国民1人あたり900万円の借金になる」などと解説し、さらには「これから日本に生まれてくる子どもは、生まれながらにして900万円という借金を背負っている」などと面白おかしく書き立てます。とんでもない間違いです。

国債の多くは金融機関が買っていますが、その金融機関はもともと国民（法人を含む）からの預貯金や年金などで資金を集めているわけですから、最終的な債権者は国民になります。つまり、借主は日本政府で、貸主は国民。ですから、これから日本に生まれてくる子どもは、生まれながらにして900万円という日本政府に対する債権を持っているわけです。マスメディアは、実は真実とは真逆のことを書いているのです。

国の財政を家計にたとえると、という財務省のウソ

国家財政を家計にたとえるというレトリックもあります。例えば、こんな話です。

ここにある一家がありました。お父さんの年収（税収）は770万円です。しかしお父さんは借金をしているので、その返済（国債費）に年間270万円を支払わなければなりません。ところが、この一家が生活していくには1000万円の生活費（一般会計歳出総額）が必要なので、新たに500万円の借金（公債金）をしなければならなくなりました。こんなことでは、いつまで経っても借金を完済する（財政健全化）ことなどできないので、「生活費のどこかを切り詰めないとなあ……」と、お父さんとお母さんは2人でよく話をしています。

財務省としては、国家財政の仕組みと財政健全化を分かりやすく解説するために、このような家計にたとえた話をよくします。しかし、家計と国家財政はそもそもまったく別物なので、このたとえ話には相当な無理があります。

国家にあって家計にないもの、それは通貨発行権と徴税権です。一家のお父さんが勝手にお札を刷ったら逮捕されますが、国家はお札を新たに発行できるし、子会社である日本銀行を通じて通貨の量をコントロールすることもできます。また、国家はいざとなれば、新たに法律を作って増税し、必要なお金を集めることもできます。

そもそも、一家のお父さんが働いて収入を得る相手は、自分にとって第三者の存在である会社などの勤め先であり、借金する相手も金融機関など外部の第三者になります。一方、国が税収を得る相手は身内である国民であり、借金する相手もまた最終的に国民になります。つまり、身内から収入を得て、身内からお金を借りるわけです。

さらにいえば、国が発行している国債の半分以上は日本銀行が所有していますが、日本銀行は国家にとって連結決算している子会社になるので、日銀が所有している分の国債については実質的に帳消しになります。この点においても、国家と家計では話がまったく違ってくるのです。

日本は借金1000兆円を背負っている貧乏な国、という財務省のウソ

日本の国債発行残高は2024年6月27日現在、1082・1兆円です。そのためか、マスメディアはしばしば、「日本の借金1000兆円！」などとはやし立てます。また、国債発行残高はその国の対GDP比でもよく表されます。財務省のホームページを見ると、債務残高の国際比較（対GDP比）が載っています。1位はマカオの0・0％、86位が韓国で53・8％、114位がドイツで66・1％、172位がアメリカで120・0％、そして日本は178位で257・2％。財務省は、「債務残高の対GDP比は、G7諸国のみならず、その他の諸外国と比べても突出した水準となっています」というコメントを付けて、国民の危機感をあおろうとしています。日本がGDPの2・5倍以上の債務残高を負っているのは事実なので、「こんなに多額の借金が返せるのか？」「このままでは2010年代に財政破綻したギリシャの二の舞になる！」と、悲観的な声も聞かれます。なかには、「日本は収入の2倍以上の借金を背負っている貧乏国家」など、まるで見当違いの発言も耳にします。それらはすべてウソっぱちです。

まず、1000兆円という数字についてですが、これはすべて日本政府が返さなければならないお金ではありません。

図表８　日本国国債（長期）保有者別内訳

（2024年第1四半期暫定・合計1082.1兆円、比率）

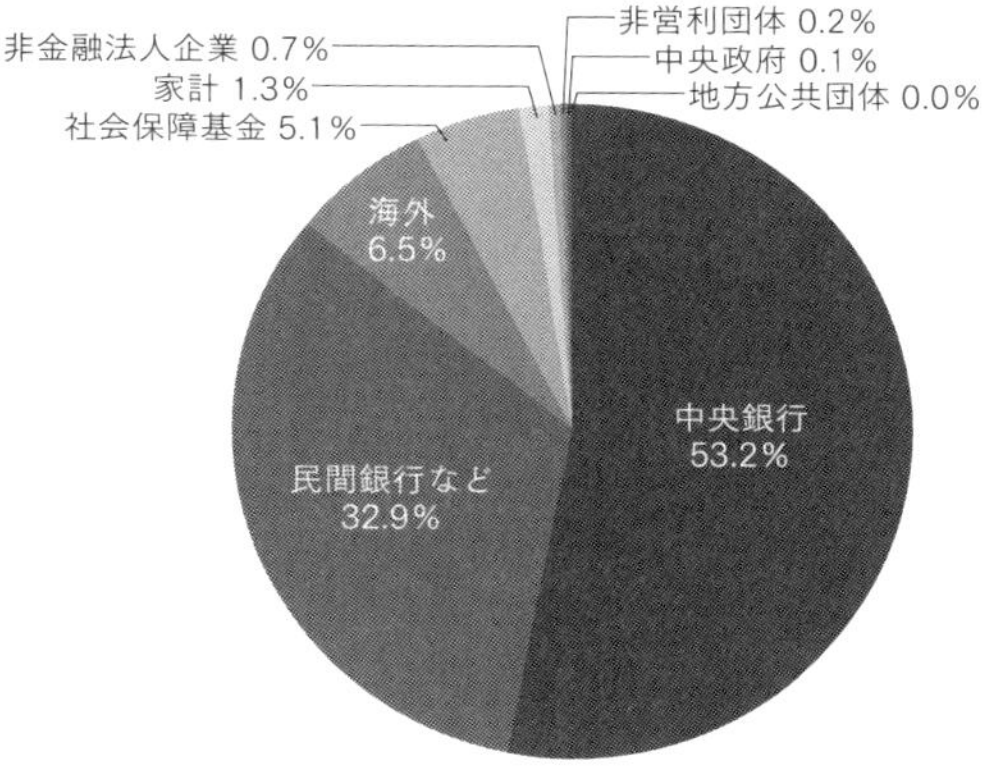

【出典】日本銀行「資金循環統計」

図表8は、2024年6月時点での、日本国債保有者別内訳を表した円グラフです。これを見ると、全体の53・2％は中央銀行が保有しています。つまり、日本銀行のことです。日銀は日本政府の子会社なので、1082・1兆円の53・2％、つまり約576兆円は返さなくてもいいし、利子を払わなくてもいいお金です。別に政府が日銀に利子を払ってもいいですが、連結決算なので結局自分の手元に戻ってきます。ともあれ、日本政府の実質的な債務残高は1082・1兆－576兆＝506兆円。日本の最新名目GDPは596・5兆円なので、対GDP比は約85％と一気に小さくなります。

また、日本はギリシャのように財政破綻することは100%あり得ません。なぜなら、日本国債はすべて円建てになっているからです。円建てであれば、日銀がいつでも日本銀行券（紙幣のこと）を発行できるので、ギリシャのような債務不履行には陥りません。ギリシャが破綻したのは、国債が自国通貨でないユーロ建てになっていたから。そのため、自国でユーロを発行して対外債務に充てることができずに破綻したのです。

さらに、日本が貧乏な国だなんて、とんでもない。日本は確かに海外から借金をしていますが、それ以上に海外に貸し出ししています。例えば、2024年5月に財務省が公表したデータによると、日本の政府、企業、個人投資家が海外に持つ資産から負債を差し引いた対外純資産残高は、2023年末時点で、前年比12・2%増の471兆3061億円です。この金額は過去最大であり、33年連続で世界第1位の純資産国となりました。つまり、日本は世界一お金持ちの国なのです。にもかかわらず、財務省の極度のマイナス思考が災いして、日本の景気はなかなか良くなりません。困ったことです。

医療費が国家財政を圧迫している、という財務省のウソ

そして、この議論の本丸である国民医療費についてです。

わが国では現在、高齢化が急速に進んでいます。高齢者（65歳以上）人口は、１９５０年には総人口の５％弱でしたが、１９７０年には７％を超え、１９９４年には14％を超えました。そして２０２３年10月の時点で高齢化率は29・１％に達しています。なんと国民10人のうちの３人弱がすでに高齢者なのです。

緊縮財政を金科玉条にしている財務省にとって、日本の高齢化は本当に由々しき問題でしょう。人間は高齢になればなるほど、身体のさまざまな部位に不具合が出てきて、病院にかかる頻度も、薬を飲む量も増えていきます。若い人に比べて、「医療」にかかるお金が何倍にも何十倍にもなります。年金も、本人が生きている限りは支給し続けなければならず、必要な介護サービスも提供し続けなければなりません。かといって、高齢者に「死んでくれ」とは言えませんから、その人が天寿をまっとうするまで、医療・年金・介護に関するお金を手当てし続けなければいけません。

高齢者に「死ね」と言えない以上、財務省は社会保障関係費に関して、少しでも削れるところがあれば徹底して削ろうとします。これが社会保障関係費に対する財務省の基本方針です。なかでも特に目を付けているのが医療費で、財務省はこれまでにも繰り返し「社会保障費、とりわけ医療費が国家財政を圧迫している。早急に適正化を図らなければ、国

図表9　2023年度の社会保障関係費の全体像

○令和５年度の社会保障関係費は、前年度（36.3兆円）から＋6,200億円の36.9兆円。経済・物価動向等を踏まえつつ、社会保障関係費の実質的な伸びを高齢化による増加分におさめる方針を達成（年金スライド分を除く高齢化による増は＋4,100億円程度、年金スライド分の増は＋2,200億円程度）。

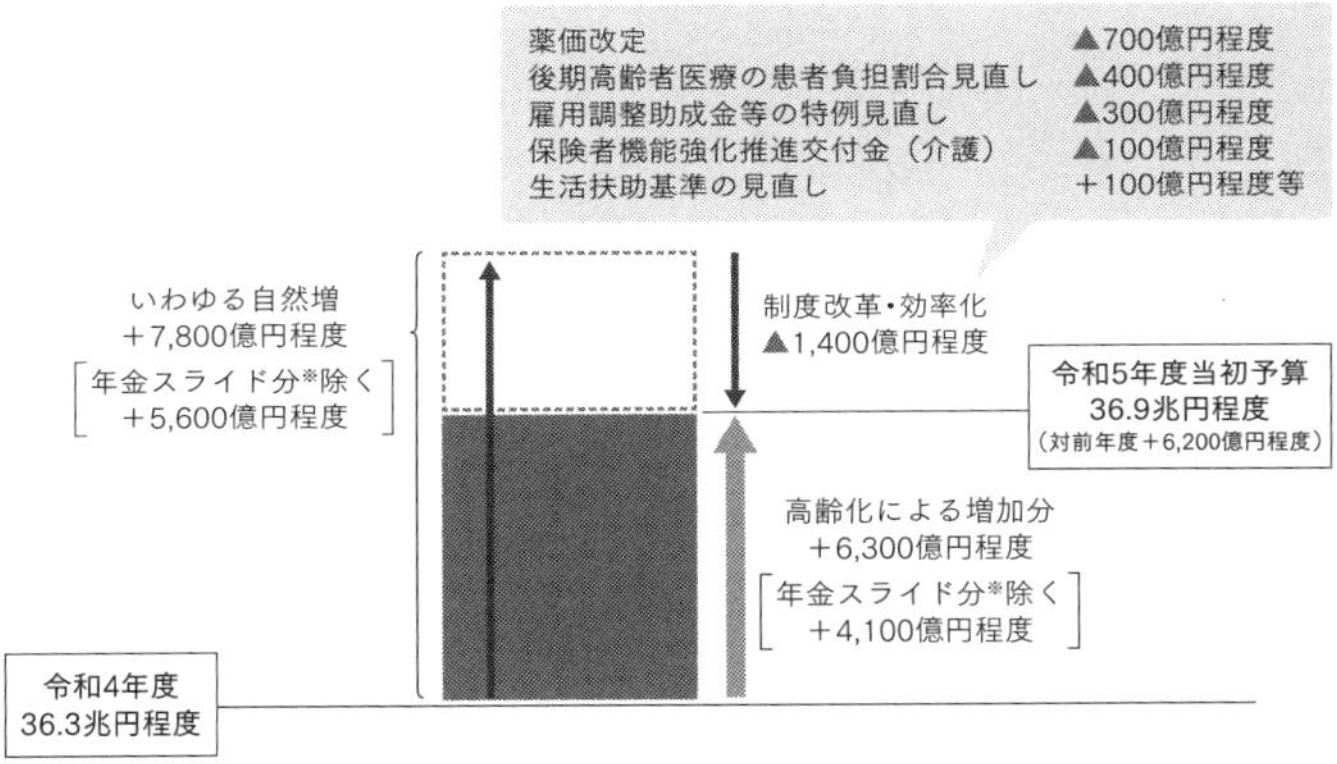

※令和5年度の年金額改定率（現時点での物価上昇率の推計を基にした予算積算上の値）は、既裁定者＋1.9%、新規裁定者＋2.2%（＋2,200億円程度）。直近では令和2年度に0.2%のプラス改定を実施。

【出典】財務省『ファイナンス』令和5年4月号

家財政は早晩破綻する」と訴えてきました。ここでいう「適正化」とは、つまり「削減または抑制」ということです。

例えば、先ほど紹介した2023年度予算の社会保障関係費についても、放っておけば自然増で前年度から7800億円アップするところを、薬価改定でマイナス700億円程度、後期高齢者医療の患者負担割合見直しでマイナス400億円程度など、いろいろ細かく削って「前年度比6200億円アップに収めました」と自慢げに公開しています。もちろん、無駄な経費を節約することは重要ですが、財務省の場合「無駄を省いていったら結果的に1400億円カットできた」というより「最初から1400億円カットを目標に、カットしても大問題にならないところをカットしていった」というふうに見えてしまいます（図表9）。

しかし「社会保障費、とりわけ国民医療費を適正化しなければ国家財政は破綻する」は財務省の大ウソです。それを説明するためには、消費税と法人税の話から始めなければなりません。わが国が消費税を導入したのは1989年4月1日からで、消費税の目的は消費税法第1条第2項にこう書かれています。

消費税の収入については、地方交付税法（昭和25年法律第211号）に定めるところによるほか、毎年度、制度として確立された年金、医療及び介護の社会保障給付並びに少子化に対処するための施策に要する経費に充てるものとする。

つまり、消費税はそもそも、毎年増え続ける社会保障関係費を補填《ほてん》するために導入されました。消費税はその後1997年に5％、2014年に8％、2019年に10％に増税されますが、「社会保障の経費に充てる」という目的は変わっていません。

図表10　一般会計税収の推移

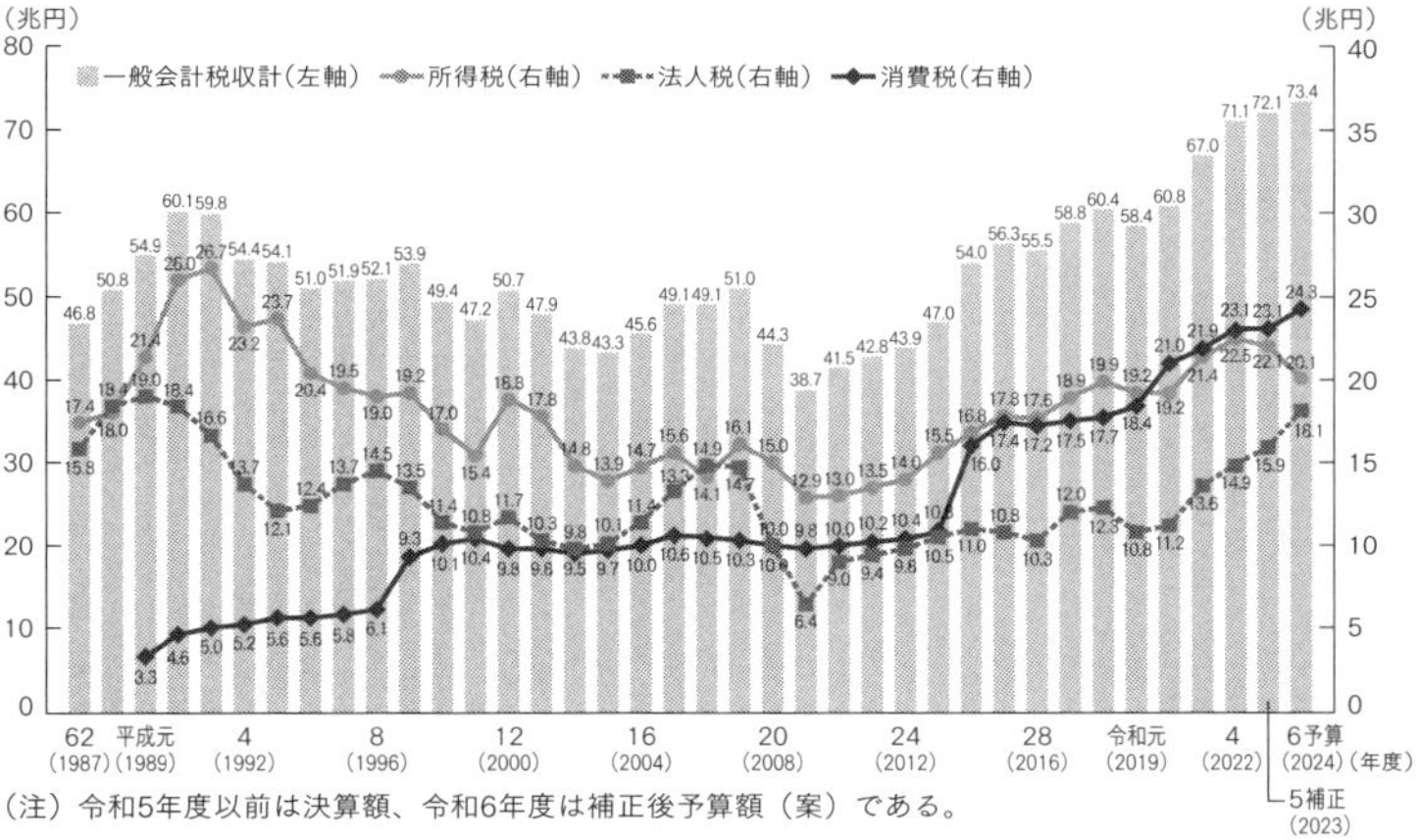

(注) 令和5年度以前は決算額、令和6年度は補正後予算額（案）である。

【出典】財務省「税収に関する資料」

図表11　法人税関係租税特別措置による減収額の推移

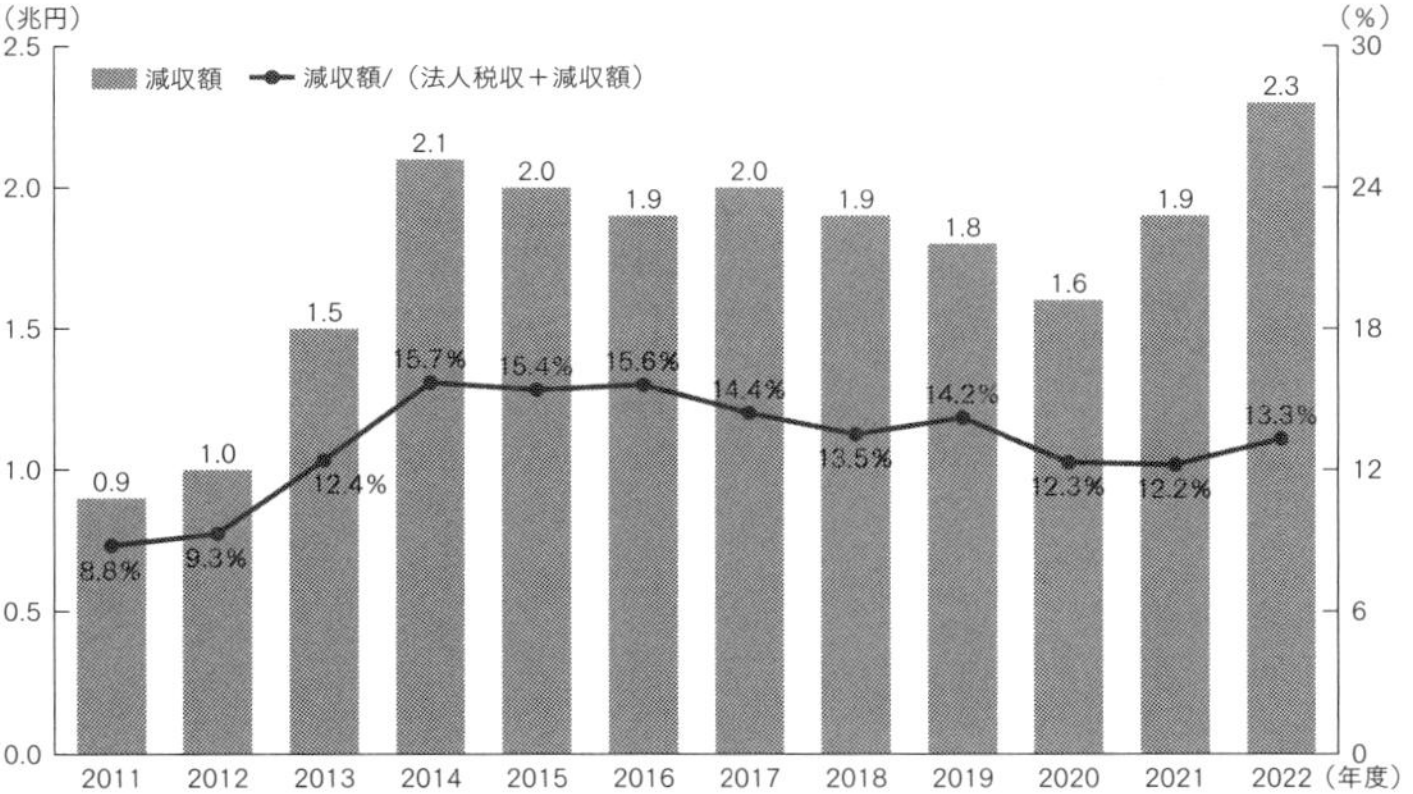

(注) 減収額は、「租税特別措置の適用実態調査の結果に関する報告書」における法人税関係特別措置の適用実態調査結果を基に、一定の前提を置いて試算を行っている。

【出典】財務省「説明資料〔成長志向の法人税改革の振り返り・EBPMの推進〕」

では、消費増税した分、国の税収はどれくらい増えたのでしょうか。

最近の例で見ると、2013年度の消費税税収が10・8兆円。それが8％に税率アップした2014年度は16・0兆円になっているので、単純計算すれば、消費増税で5・2兆円税収が増えたことになります。ところが、財務省は消費税を導入した翌年の1990年から法人税減税を実施していて、同じく2014年度には2・1兆円減税しています。つまり、膨らみ続ける社会保障関係費を賄うために消費税を上げたのに、その増収分のうちの半分を法人に還付する形になっているのです。

法人税減税による減収はその後も続き、2014年度から2022年度までの9年間に総額17・5兆円の減収になっています。それほど財政的に余裕があるなら、なにも消費増税する必要はなかったはずですし、社会保障費や国民医療費で国の財政がパンクすることもそもそもなかったはずです。

増大する国民医療費で圧迫されていたのは国ではなく、むしろ地方自治体です。

図表12は、1995～2021年度の国民医療費の推移を財源別に積み上げたグラフです。国民医療費の財源は国庫、地方自治体、事業主、家計（保険料＋窓口負担）の四つですが、このなかで、年々構成比を上げているのが地方自治体です。構成比を見やすくする

図表12　財源別国民医療費　内訳の推移1

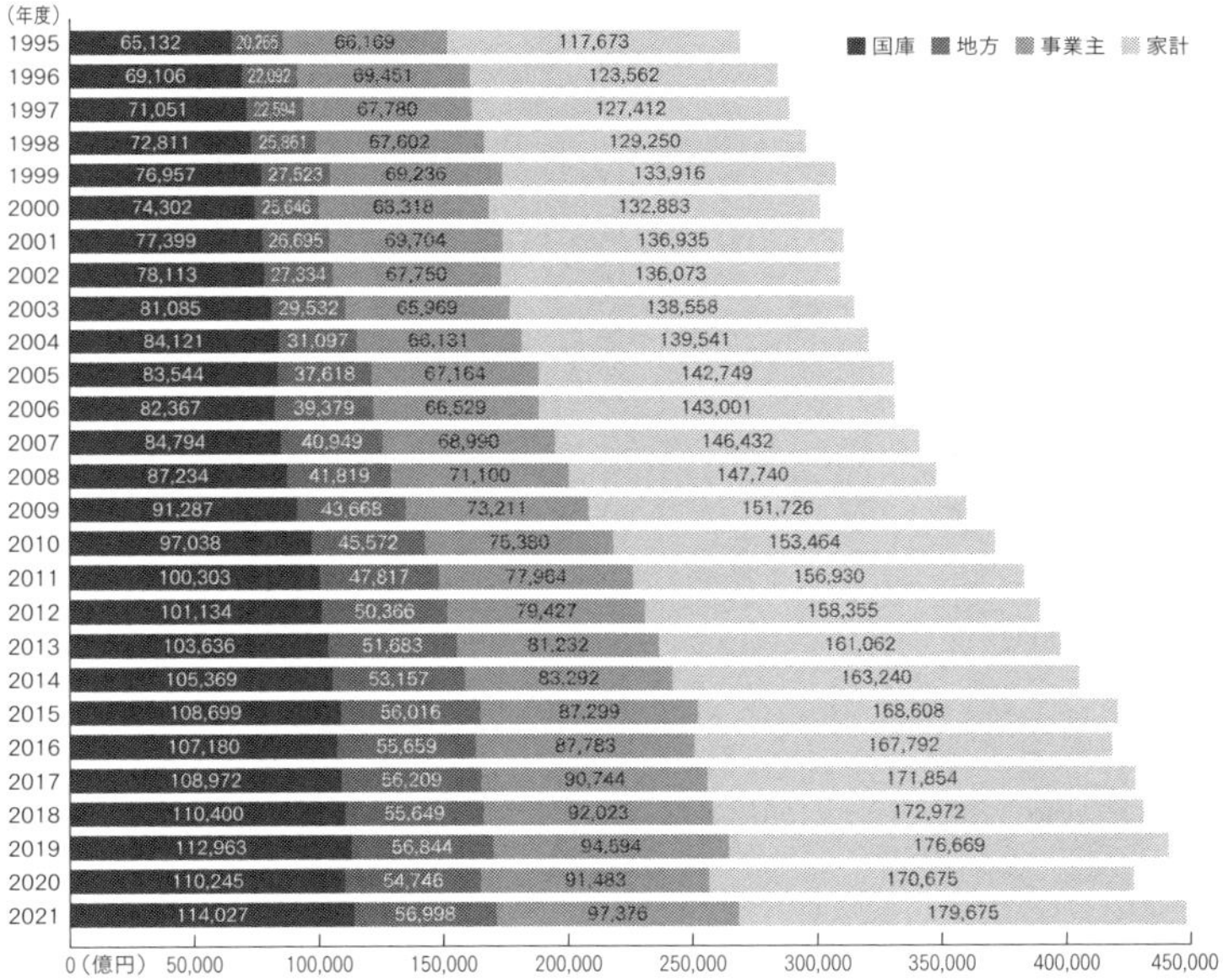

【出典】厚生労働省「令和3年度 国民医療費統計表」

ためにグラフを組み直してみると、図表13のようになります。

グラフにあるとおり、国庫や事業主の構成比は26年間ほとんど変わっていません（むしろ事業主は小さくなっています）。これを見ても、国民医療費によって国の財政が直ちにパンクすることは考えにくいのです。

一方、家計支出の構成比もわずかに下がっており、代わって構成比を大きくしているのが地方自治体です。実際の金額ベースで見ると、1995年度の支出は2兆265億円でしたが、そ

図表13　財源別国民医療費　内訳の推移2

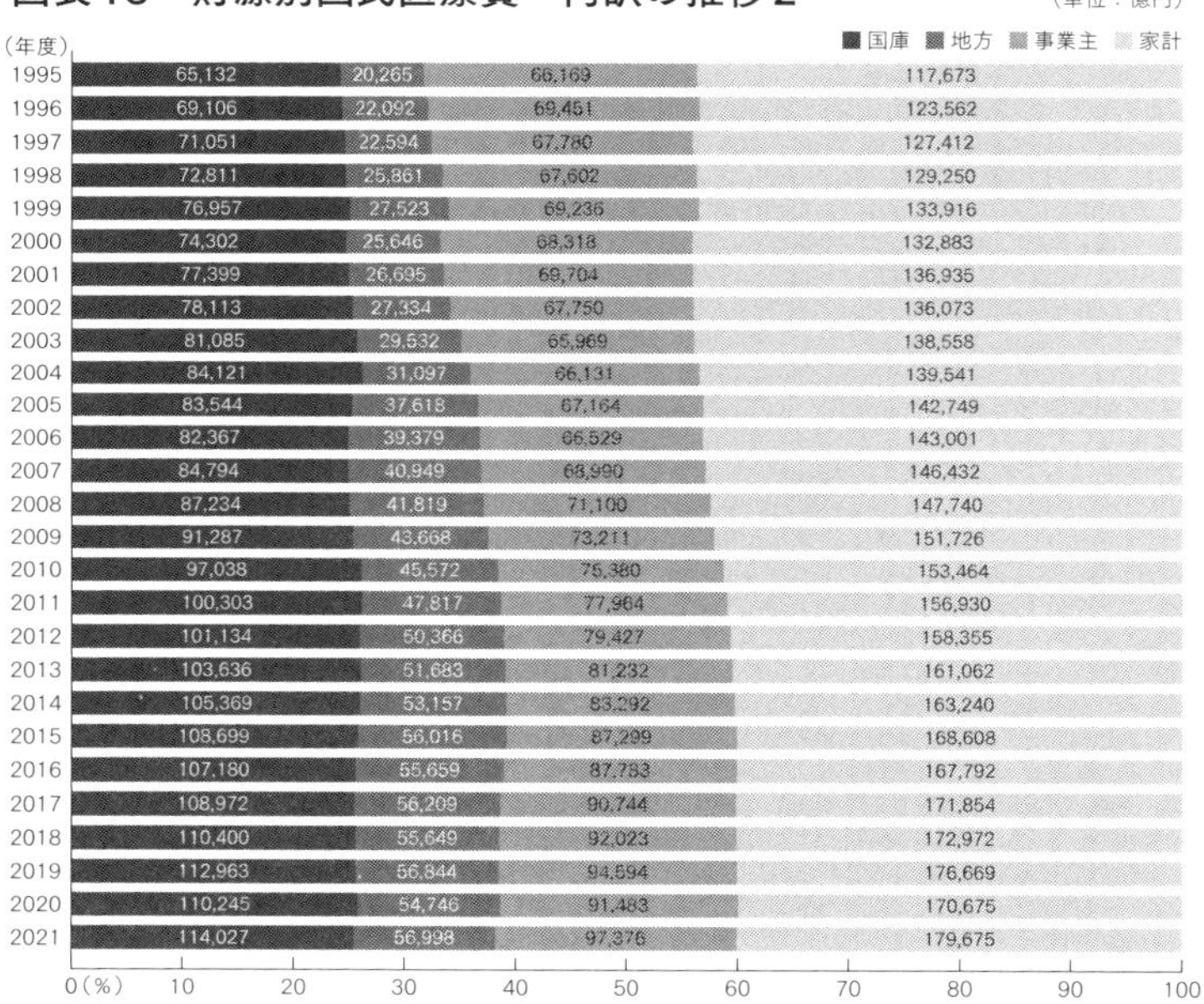

【出典】厚生労働省「令和3年度 国民医療費統計表」

れが２０２１年度には５兆６９９８億円にまで増大しています。26年間で２・８倍（２８１％）にまで膨れ上がりました。国民医療費の負担は、国庫よりもむしろ地方自治体に重くのしかかっているといえます。これを見ると、全国の自治体病院や公立病院の多くが財源不足で苦しみ、経営状態を悪化させているのも無理はない、と考えています。

《医療体制の歴史①》

戦後の病院復興は国立、公立、民間の順に始まった

国民医療費を抑制しない限り、国の財政は遠からずパンクする。財務省はなぜか、こんなウソをいつまでもつき続けています。国や財務省には、医療費抑制にそこまで固執する理由が何かあるはずです。

わが国の医療行政の歴史を振り返ってみると、国や財務省（当時は大蔵省）が医療費抑制に大きく舵《かじ》を切ったタイミングが見えてきました。

戦後のわが国の医療行政は、国土とともに荒廃した医療提供体制を再構築するために、占領軍から返還された旧陸海軍病院を国立病院や国立療養所として広く国民に開放することからスタートします。1945年12月、国立病院は旧陸海軍病院（全国146施設）を、国立療養所は傷痍《しょうい》軍人療養所（全国53施設）を引き継ぐ形で発足しました。

その後、1948年に医療法が制定され、医療機関として整備する対象は公立病院や公的医療機関にまで拡大されていきます。病院の数がまだまだ足りなかったので、国は補助

金を支給する形で病院の施設整備を支援しました。その結果、病院の数としては整備が進んだのですが、施設整備は医療機関ごとに独自の判断で行われたため、地域ごとに施設の重複や偏在があちこちに見られました。そこで1956年、社会保障制度審議会は民間の医療機関を含めた地域医療ネットワークを整備する必要性を指摘し、同時に増えすぎた公的医療機関の濫立《らんりつ》を問題視します。これを受けて1962年に医療法が改正され、医療機関が不足している地域には病院を整備する努力義務を課し、あわせて公的病院に対する病床規制が初めて導入されました。

一方、戦後の復興期、民間病院の整備はなかなか進みませんでした。当時、多くの国民の経済状況は逼迫しており、病院建設を私費で賄うことが難しかったからです。会社組織にすれば、株式等で資金を集めることは可能ですが、医療機関は非営利事業が前提のため、法人化できなかったのです。そこで1950年、最初の医療法改正により医療法人制度が設けられ、民間病院を医療法人が経営することが可能になります。そこから民間病院は都市部を中心に一気に数を増やしていき、1955年からの10年間で、民間病院の病床数は19万8096床から42万4224床へと倍増しました。

こうして医療機関が次第に整備されていくなか、医療保険制度も着実に整備されていきます。そして1961年、わが国は世界に誇るべき国民皆保険制度をスタートさせました。

《医療保険の歴史①》

国民皆保険制度のなりたち

わが国の公的医療保険の歴史は、1922年に制定された健康保険法にまでさかのぼります。第一次大戦後、日本でも重化学工業が発展し、工場労働者が都市部を中心に急速に増えていきました。一方、国内では急激なインフレが発生しており、労働者の実質賃金は低下し、米騒動が起こるなど、労働者の多くは日々の生活に不満を抱くようになります。折しも、ロシアでは労働者のストライキからロシア革命が勃発し、社会体制が大きく変わろうとしていました。そこで、ロシアの二の舞を恐れた日本政府は、労働者に健康で安全な生活を保障するための法律である健康保険法を制定し、労働者向けの医療保険制度を導入します。この保険が今日の職域保険、被用者保険の先駆けとなりました。

しかしその後、1923年に関東大震災が、1927年に金融恐慌が、1930年に昭和恐慌が起こり、社会不安が広がります。そして1934年、東北地方では冷害により米が大凶作となり、農村地域の人々は大打撃を受けました。多くの人が貧困に苦しみ、身売りされる子女が増え、栄養失調のため学校で卒倒する児童が続出し、大きな社会問題にもなりました。当時、日本は満州事変を経てすでに戦時体制に移行しており、国は戦争のために健康な国民を必要としていました。徴兵する若者が貧困や病気で衰弱していては戦争に勝てないからです。そこで日本政府は、東北地方に対してさまざまな政策で支援するとともに、1938年に厚生省を設置し、国民健康保険法を制定。主に農民を対象にした国民健康保険制度を発足させます。当時は強制加入保険ではありませんでしたが、これが今日の国民健康保険のルーツになります。

第二次大戦後、日本の医療保険制度は崩壊寸前の状態にありました。戦災により多くの事業所が破壊され、国民健康保険組合の4割以上が休止状態になります。国立病院を中心に医療体制は少しずつ復興していきましたが、1947年になっても保険診療の占める割合は全体の3割程度にとどまっていました。

当時の厚生行政は国民の貧困・失業対策が中心でしたが、1948年から医療保険の再建に向けた取り組みが本格的に始まります。まず、国民健康保険法を改正し、国保の実施主体を戦前の国保組合から市町村公営に移行しました。ただし、市町村が国保事業を実施するかどうかはその自治体の判断に委ねられました。こうした転換で保険診療の受診率は上がりましたが、保険料の収納率は低く、赤字の自治体が続出したため、1951年に国民健康保険税を創設します。しかし、その後も国保の財源が安定しなかったため、1953年から療養給付費の2割を国庫が負担することが決定します。これでようやく国保事業も軌道に乗りました。

一方、被用者保険の再建も進められていきます。1953年には健康保険の適用業種が拡大され、給付期間の延長も行われました。日雇労働者健康保険法の成立により日雇い労働者も健康保険の対象となる一方、市町村職員共済組合、公共企業体職員等共済組合、私立学校教職員共済組合、農林漁業団体職員共済組合が設立され、わが国の医療保険制度も次第に形を整え始めます。

とはいえ、当時の日本社会は決して豊かではありませんでした。公務員や大企業で働く人々の生活は安定していましたが、中小零細企業で働く人々の労働条件はたいへん厳しいものがあり、格差が歴然と存在していました。「もはや戦後ではない」という経済白書の言葉が流行語となった1956年当時でさえ、生活保護ぎりぎりの人々が1000万人近く存在し、国民の3分の1にあたる約3000万人の人が医療保険や年金保険の適用外となっていたのです。彼らには、病気になったときに保険で医療を受けられる保障もなければ、離職・退職したあとの生活も保障されていませんでした。こうした経済格差が大きな社会問題となっていたのです。

この問題の解決に向けて、1956年11月には、社会保障制度審議会が医療保障制度に対する勧告を行います。その勧告では「国民の医療の機会不均等は寒心に堪えない」として、国民皆保険の実現を求めました。また、「健康保険と国民健康保険の2本立てをとらねばならない」とし、その理由として「国民皆保険へ一歩でも近づくことが急務」であるから、としました。国民皆保険を一刻も早く実現するには、既存の二つの保険をそのまま活用したほうがよいと考えたようです。

同年12月に成立した石橋湛山《たんざん》内閣は国民皆保険の実現を閣議決定し、具体化に向けて動き出します。そして1959年1月、「すべての市区町村が国民健康保険を実施しなければならない」と定めた新たな国民健康保険法が施行され、1961年4月、多くの国民の悲願だった国民皆保険制度が成立します。これで国民の誰もが、一定の自己負担だけで必要な医療を受けられるようになりました。

わが国の国民皆保険制度は、弱者救済のために多くの国民が待ち望んだ画期的な制度でしたが、成立を急ぐあまり、職域保険である健康保険と地域保険である国民健康保険とを併存させたまま制度設計をしてしまったため、のちに多くの課題を抱えることになります。

欧米各国の医療保険制度

アメリカ

アメリカにも公的医療保険制度はあります。しかし、国民皆保険制度を導入している日本とは異なり、アメリカの公的医療保険は受給資格のある人しか加入できません。

メディケアは、65歳以上の高齢者および65歳未満の身体障害がある者、65歳未満の透析や移植を必要とする重度の腎臓障害がある者に限られ、これは連邦政府が運営しています。その受給者数は2013年時点で約5230万人です。およそ国民の6人に1人がメディケアに加入している計算になります。

もう一つの公的医療保険であるメディケイドは、低所得者のみが加入でき、こちらは州政府と連邦政府により運営されています。所得制限は州によって異なりますが、おおむね独身者で年収1万8000ドル程度。受給者数は、オバマ元大統領が「オバマケア」で支給基準を拡大したために急増し、２０２１年時点で約７５００万人。国民の４人に１人が医療扶助の受給者になっていて、２０２１年時点で無保険状態の人は、約２８００万人（全人口の８・６％）となっています。

メディケアにもメディケイドにも加入できない人は、勤務先（雇用主）が加入している民間医療保険への加入を検討する必要があり、多くの人が民間医療保険に加入しています。しかしアメリカでは、年々上昇する医療コストや保険料が大きな問題になっています。学術雑誌American Journal of Public Health によれば、２０１９年の自己破産の要因の66・５％が高額医療費によるものだったそうです。民間医療保険の自己負担率が高く、失業により医療費を支払えなくなることで多くの人の自己破産を招いています。

イギリス

イギリスでは、16歳以上の就労者は保険料の支払いを義務づけられており、そこに税財源をプラスすることで、すべての国民が基本的に無料で医療提供を受けることができるシステムになっています。このサービスを国民保険サービス、通称ＮＨＳ（National Health Service）といい、事実上、国民皆保険といえます。

ただし、無料だからといっても、誰でも自由に医療機関にアクセスできるわけではありません。NHS加入者はまずGP（General Practitioner）と呼ばれる総合診療医を「かかりつけ医」として登録する必要があります。そのうえで、医療サービスを受けたい場合はまずGPに相談して、もし必要がある場合は、より専門性の高い医療機関を紹介してもらうシステムになります。

問題はGPが慢性的な人手不足で、加入者が自分のGPへ相談予約を入れようとしても、なかなか予約を取れないことです。NHSの2023年のリポートによれば、GPの予約を試みた患者のうち15・9%は予約が取れず、予約を取れなかった人の43・4%は予約を断られ、31・8%の人が希望する日時に予約できなかったそうです。また、予約をオファーされた日程が遅すぎたという人も11・2%に上りました。医療を受けたくてもなかなか予約が取れず、そのうえ待ち時間が長いことは、患者にとって不利益でしかありません。

NHSを利用せず、私立病院を受診すれば短時間で医療サービスを受けられますが、全額自己負担のため、医療費が極めて高くなってしまいます。

このようなNHSの深刻な問題（病院に行けば廊下で6時間待たされ、手術は3ないし6カ月待ちが当たり前という状況）や、インフレ（物価上昇）に有効な対策を打ち出すことができませんでした。そして国民の信頼を失ったことが、2024年7月4日、イギリス総選挙で保守党のスナク政権が、労働党に大敗したことにつながったといわれています。

フランス

フランスも国民皆保険制度が取られていて、外国人を含め正規に3カ月以上フランスに滞在する場合には、保険料を払って健康保険（Assurance Maladie）に加入することになります。患者の支払いは3割負担ですが、フランスでは償還払いが基本になっているので、患者は診療費全額を一度窓口で支払い、そのあとで払い戻しを申請すると、自己負担分を除いた金額が返還される仕組みです。

もう一つ、共済保険（Mutuelle）と呼ばれる医療保険があります。これは健康保険を補完する追加保険という位置づけで、通常の健康保険ではカバーされない医療費やサービスを利用するときに使われます。健康保険に加入している人であれば共済保険にも加入することができ、フランスでは90％近くの人が保険を併用しているといわれています。

また、かかりつけ医の制度があります。かかりつけ医の紹介状を持たずにほかの医療機関を受診すると、医療保険の償還率が悪くなり、自己負担分が増える仕組みで、婦人科や小児科などを除き、7割負担に増えるのだそうです。

患者はまず、かかりつけ医になってくれる医師を自分で探すことになります。フランスの医師は、セクター1〜3の三つに分類されています。セクター1はフランスの社会保障制度に加入していて、なおかつ定められた算定基準のもとで保険診療を行う医師です。セクター2は社会保障制度には加入しているものの、診察料を自由に決定できる半自由診療の医師です。セクター3は社会保障制度に未加入の自由診療を行う医師です。このうち、かかりつけ医は保険医登録をしているセクター1か2の開業医を選ぶことになります。なお、かかりつけ医は患者の側から自由に変更することができます。

ドイツ

ドイツの医療制度は日本と異なります。入院治療を行うのが病院（Krankenhaus または Klinik）で、外来診療を行うのが医院（Praxis）となり、病院に外来部門はありません。また、ドイツの開業医は定員制になっていて、地域や診療科ごとに医師数の上限が決められています。なお、医薬分業が徹底されているので、風邪などの軽い病気を除き、医薬品は医師の処方箋を持参して薬局で購入する仕組みになっています。

図表14　日本と欧米の外来医療費の違い

	外来医療費（胃腸炎の初診の場合）	
	公立病院	私立病院
アメリカ	約1万6000～3万2000円	約3万2000～4万4000円
イギリス	約1万2000円	約3万2000円
フランス	約3000～1万円	約3000～1万8000円
ドイツ	約3万7000円	約4万9000～7万4000円
日本	2880円～	

日本医師会「日本と諸外国の医療水準と医療費」を基に作成

図表15　日本と欧米の入院医療費の違い

	入院医療費（虫垂炎の場合）	
	公立病院	私立病院
アメリカ	約209万円～	約599.5万～816.5万円
イギリス	約35万円	約62万円
フランス	約63万円	約72万円
ドイツ	約25万円	約37万円
日本	約31万円～	

日本医師会「日本と諸外国の医療水準と医療費」を基に作成

ドイツでは、医療費は基本的に医療保険によって支払われます。医療保険には公的医療保険と民間医療保険の2種類があり、ドイツに居住する者は全員がどちらかの医療保険に加入することが義務づけられているため、その意味では国民皆保険といえます。ドイツ連邦保健省のデータによれば、全国民の9割が公的医療保険に加入しているようです。具体的に、公的医療保険に加入義務があるのは次の人々です。公的年金の年金受給者、失業手当受給者、農業経営者とその家族従事者、芸術家および著述家、学生など。一方、収入が一定水準を上回っている人や公務員に公的医療保険への加入義務はなく、民間の保険会社が提供する医療保険に加入することができます。公務員の場合は、保険料を国や自治体が支払ってくれるからです。なお、民間保険のほうが加入時の掛け金を安価に設定しているケースがあり、若い独身の人の場合は、公的保険よりも民間保険のほうが保険料が割安になる場合もあるようです。

日本医師会のホームページによれば、日本と欧米との医療費の違いは図表14、15のようになっています。

《医療保険の歴史②》

老人医療費はなぜ無料化されたのか

1961年に国民皆保険制度を確立したことで、わが国ではすべての国民が容易かつ平等に医療サービスへアクセスできるようになりました。1956年当時、約3000万人いたといわれる無保険者をゼロにすることは、社会保障の面で大きな前進であり、国民全体の健康レベルを高めるうえでも画期的な施策となりました。

わが国の医療保険行政が次に直面したのは、老人医療の問題でした。総人口に占める65歳以上の人口の割合を「高齢化率」といいますが、1950年のわが国の高齢化率は4・9％でした。それが1955年には5・3％、1960年には5・7％、1965年には6・3％と少しずつ増加していきます。高齢化率の伸びそのものはそれほど問題ではなかったのですが、1960年頃を境に日本社会の家族構成に大きな変化が起きました。高度経済成長が進展するとともに、地方から都市部（特に東京）への大移動が起こり、それまでの3世代同居が減って、核家族化が急速に進んでいったのです。その結果「身寄りのない老人」や「寝たきり老人」といった言葉がマスメディアで盛んに使われるようになり、高齢者の生活状況に社会の目が向けられるようになりました。

国もそうした状況にいち早く対応し、1963年に制定されたのが老人福祉法です。この法律では、養護老人ホーム、特別養護老人ホーム、軽費老人ホームといった高齢者施設の整備についても規定していましたが、今日のような「要介護」という概念はまだ含まれていませんでした。むしろ法律の理念は「高齢者の生活を安定させること」「高齢者の健康を維持すること」「高齢者の社会参加を促すこと」であり、高齢者にまだまだ元気で活動してもらうために、65歳以上の住民の健康診断を市町村長に義務づけたのでした。

ところが、高齢者の健康診断受診率がなかなか伸びません。その要因として考えられたのが、被用者保険（いわゆる健康保険）の被扶養者の自己負担率が5割だったことです。当時、被用者保険の自己負担は本人が定額（初診時一部負担金200円など）であったのに対し、無職の配偶者や子ども、親などの被扶養者は一律で自己負担率が5割でした。たとえ高齢者であっても、被用者保険の被扶養者は5割負担だったのです。これは高齢者にとって重荷であり、もし、健康診断で何かの病気が見つかって通院しなければならなくなったりすると、大きな出費になります。そんな事態を避けるために、当時の高齢者は健康診断の受診を躊躇《ちゅうちょ》していたのでした。

そこへ最初にメスを入れたのが、岩手県の沢内村（現・西和賀町）です。沢内村では1960年から、村内の国保沢内病院を外来受診する65歳以上の高齢者に対して医療費の無償化を始め、全国的にも有名になりました。翌61年には、医療費無償化の対象を乳児と60歳以上に拡大し、この政策は湯田町と合併する2005年まで続けられました。沢内村では、単に高齢者の医療費を無償化するだけでなく、病院の副院長を村の健康管理課長が兼務し、保健師とともに村を挙げて健康増進運動とセットで行った結果、病院の受診率が上がっても医療費の伸びはそれを下回り、国保被保険者の1人あたりの医療費も大幅に低減したそうです。

この成功例を受けて、1969年には秋田県が新たな老人医療費政策を打ち出しました。患者が80歳以上の場合、自己負担額（外来月額1000円、入院月額2000円）を新たに設け、それを超えた分は公費で賄うことを決定したのです。さらに同年、革新系の美濃《みの》部亮吉《べりょうきち》都知事のもと、東京都も厚生省（当時）の反対を押し切って70歳以上の患者の医療費の自己負担分全額を公費で負担することを決定しました。これらが呼び水となって、1971年には全国28県が高齢者医療費助成の方針を打ち出し、その動きは翌1972年には全国45都道府県にまで拡大していきます。「お年寄りの病院代無料」は多くの国民の支持を集めました。当時の日本は高度経済成長の真っただなかでもあり、経済で得た利益を国民福祉に還元しようという意識も働いたようです。

社会全体の流れが「高齢者医療の無償化」に傾くなか、国の厚生行政としてもなんらかの方針を示さなければならなくなります。そこで厚生省は、高齢者の医療費負担を軽減する新たな老齢保険制度の構想を発表します。しかし、各自治体の「無償化」に比べてインパクトは弱く、世論の反応は冷ややかでした。

ここで動いたのが自民党でした。自民党は1971年の参院選で思わぬ苦戦を強いられました。社会党の躍進により保革伯仲の状態に近づき、党内に危機感が広がります。また「選挙の敗北要因は社会保障政策の不備にある」ともいわれていました。そこで、老人医療無料化を支持する国民的人気に乗っかる形で、老人医療無料化案を自民党主導で進めることになりました。最後は田中角栄が決断を下したようです。

この法案は老人福祉法の一部改正案として国会に上程され、1972年の通常国会で可決成立し、1973年1月から施行されます。こうして「老人医療費無料化」は正式に制度化され、老人医療費の自己負担分は国が3分の2、都道府県と市町村が6分の1ずつ負担することになり、70歳以上（寝たきりの場合は65歳以上）の高齢者は事実上自己負担なしで医療を受けられるようになりました。ちなみに、政府はこの1973年を「福祉元年」と位置づけています。

国民はこの新制度に拍手喝采しました。しかし、この制度により、高齢者の医療費はその後急騰していき、大きな社会問題になっていきます。

《医療体制の歴史②》

一県一医大構想

わが国が国民皆保険制度を確立した1961年以来、国民の医療需要はますます高まっていきます。そうしたなか、厚生行政で次に注目を集めたのが医師の数でした。

戦前まで、わが国における医師の養成は旧制大学と旧制医学専門学校（医専）によって行われていました。それが1949年の学制改革により、新制大学医学部に一本化されます。その後、大学の医学部数と入学定員に大きな変化はなく、1961年時点での大学医学部数は46校、入学定員は総数で2840人でした。

しかし現状のままでは、高まりゆく医療需要に対応しきれず、早い段階で医師の数が不足する事態が予想されました。そこで文部省（当時）と厚生省はまず、既存の医学部の入学定員の増大をはかります。その結果、1969年には医学部入学定員の総数が4040人にまで拡大されました。翌1970年4月、秋田大学が医学部を新たに設置しました。かねてより準備が進められていたもので、国立大学としては学制改革後初の医学部設置になります（定員80人）。

秋田大学の医学部設置を受けて、それまで大学医学部のなかった県では一斉に国立大学医学部待望論が噴出します。こうした世論に追随する形で、厚生省は医師の必要数を「人口10万人あたり150人」と算定し、この必要数を実現するために、1985年までに医学部定員を6000人にまで引き上げる必要があると提唱しました。これを受けて文部省も1971年12月に医科大学設置調査会の報告として、医科大学のない地域への国立大学医学部設置を提言します。政治も動きました。田中内閣は自民党に働きかけ、自民党文教部会プロジェクトチームは1972年11月「最近の医療需要の増大に対処するための医師等医療関係者の長期養成計画」にて、医大のない県に「国立大学を中心として医科大学の増設を推進する」と発表しました。1973年度に3校、74年度に4校、75年度に4校、76年度に4校の計15校の医学部新設を行い、入学定員を8020人にまで拡充するという目標を掲げたのです。この方針は「一県一医大」構想と呼ばれ、1973年2月に閣議決定された「経済社会基本計画」に盛り込み「医科大学(医学部)のない県を解消することを目途として整備を進める」と、現実に動き出します。

そしてこの構想のもとに、旭川医科大学、山形大学医学部、愛媛大学医学部、筑波大学医学専門学群(以上73年設置)、浜松医科大学、宮崎医科大学、滋賀医科大学(以上74年設置）、富山医科薬科大学、島根医科大学（以上75年設置）、高知医科大学、佐賀医科大学、大分医科大学（以上76年設置）、福井医科大学、山梨医科大学、香川医科大学（以上78年設置）、琉球大学医学部（79年設置）の16の大学・学部が新設されました。医学部の入学定員も、１９８１年には過去最高の８２８０人を数えるまでに至りました。

《医療保険の歴史③》

老人保健法の施行

１９７３年から始まった老人医療費の無料化は国民に喝采をもって迎えられましたが、のちに「日本の医療政策最大の失敗」といわれるようになります。

まず懸念されたのが、国民医療費の爆発的な伸びです。図表16は、人口10万人あたりの年齢階級別受療率（受診率）を１９７０年と１９７５年で比較したグラフです。

これを見ると、この5年間で70歳以上の受診率が約１・８倍も増加しています。70歳以上の高齢者は、病院やクリニックに何度かかっても「タダ（無料）」になったため、必要以上に受診する人が増えたからです。大した病気でなくても受診する高齢者が増えたため

図表16　人口10万人あたり年齢階級別受療率(1970年、1975年)

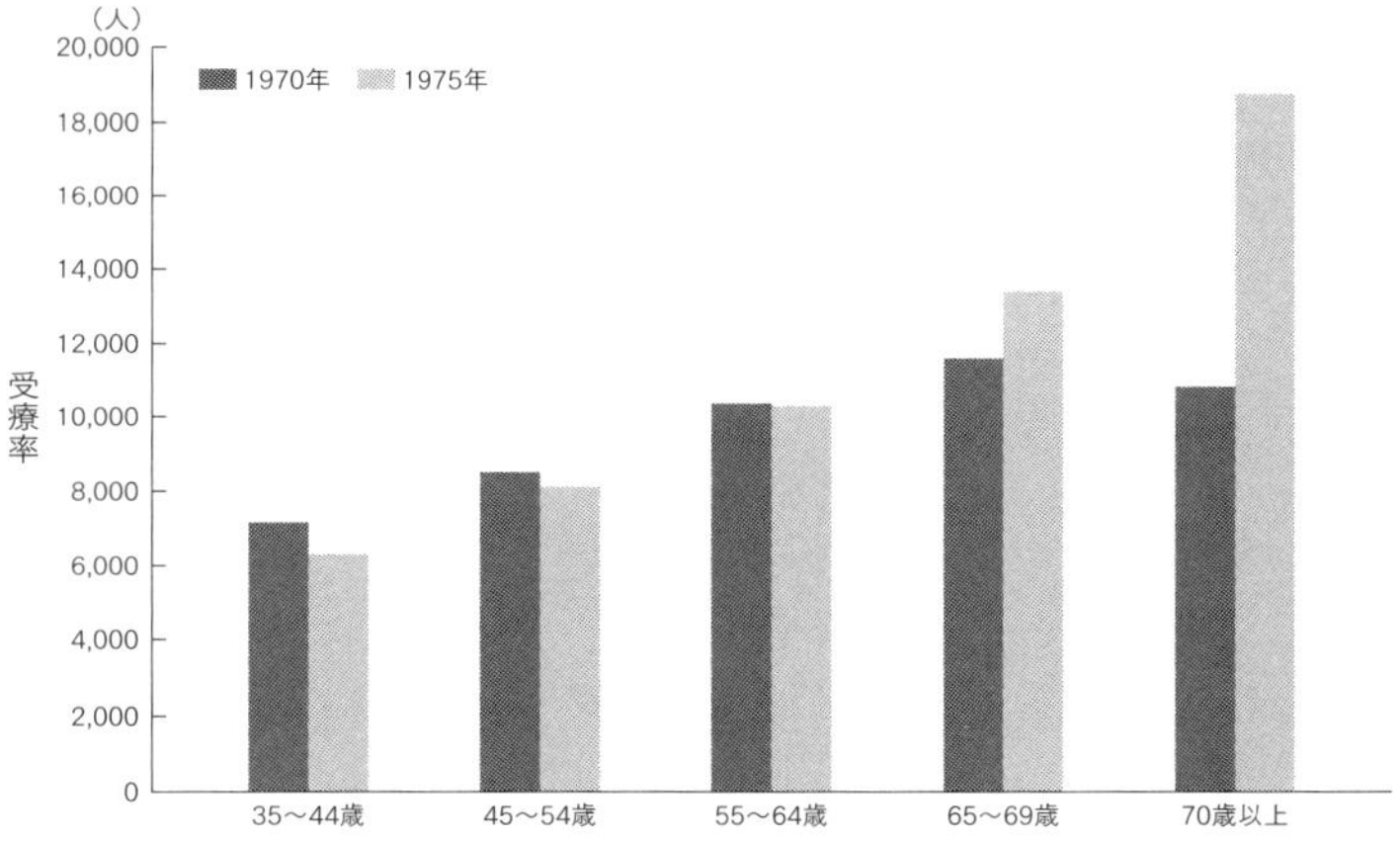

【出典】厚生労働省「平成19年版厚生労働白書」

「病院の待合室はサロン化した老人クラブ」とよく話題になりました。

たとえ大した病気でなくても、患者が医療機関を受診すれば国民医療費が発生し、国や自治体の税金が使われることになります。特に高齢者の加入者が多い国民健康保険の財政状況は急激に悪化しました。老人医療費の無料化を決めた1972年は日本経済もまだ順調に成長していましたが、1973年にはオイルショックが起き、日本の高度成長も終わりを告げます。ちょうどそのタイミングで膨れ上がるようになった老人医療費は、その後の国と自治体の財政を圧迫し続けることになります。

また、老人医療費の無料化は高齢者の「社

会的入院」を増大させることになり、わが国の介護事業の円滑な伸展を妨げる結果にもなりました。

社会的入院とは、実際には入院治療する必要のない人が「介護施設に入所するお金がない」「入所できる適当な介護施設がない」「自宅に帰っても介護してくれる人がいない」などの社会的な理由で入院することです。１９７０年代にも介護が必要な高齢者は数多くいましたが、当時の日本には介護施設が決定的に不足していたため、病院のベッドを介護施設代わりに利用する高齢者が多かったのです。しかも、病院なら無料で利用できます。

１９７３年の老人医療費無料化以降、老人医療費は看過できないほど増大しました。わが国の人口動態において、高齢者人口が急激に増えていったことも拍車をかけました。やがて、どこかで老人医療費の伸びにブレーキをかけなければ、高齢者が多く加入している国民健康保険、ひいては国の財政もいつか破綻するかもしれないと、多くの人々が考えるようになります。そこで１９８２年、これからは高齢者にも応分の医療費を負担してもらう目的で、新たな法律が作られました。それが老人保健法です。翌１９８３年に施行されたこの法律では、被用者保険や国民健康保険など、各医療保険制度間の負担を公平化する観点から、全国平均の高齢者加入率に基づいて算出された拠出金を各医療保険者で等分に負担する仕組みが新たに導入されました。また、73年から無料化していた老人医療費も、一定額を自己負担してもらうことになりました。

《医療体制の歴史③》

都道府県医療計画制度による病床規制が始まる

1980年代に入って老人医療費がもう一度見直されたように、医療提供体制についても見直しの気運が高まりました。

ここで注目されたのが病院の病床数です。戦後まもなくの頃は、一定の医療水準を保つため、できるだけ多くの病床が必要でした。そこで国は1948年に医療法を制定し、病院数と病床数の拡大を図りました。その後、民間病院も順調に数を伸ばし、国民皆保険制度の確立や老人医療費の無料化などで高まった医療需要にも対応していきました。とはいえ、地域によって医療施設が偏在している問題は解消しておらず、急性期病床か療養病床かといった医療施設の機能分担についても明確化されていませんでした。

そこで1985年の医療法改正（第一次改正）により、都道府県医療計画制度が導入されることになります。医療計画とは「良質かつ適切な医療を効率的に提供する体制の確保を図るため」に、都道府県が地域の実情に応じて公私の医療施設を整備するための計画のことです。具体的には、すでに行われている公立病院の病床規制に加え、民間病院に対しても一定の地域内で必要な病床数を設定し、それを上回る病床過剰が起きた場合には、都道府県医療審議会の意見を聞いたうえで、病院の開設や病床数の増床について、都道府県知事が勧告を行うことができるようになりました。つまり民間病院においても、都道府県知事による病床規制が始まったわけです。

これにより、わが国の医療の原則である自由開業制は維持されながらも、病院病床数の伸びに歯止めがかかることになりました。

《医療体制の歴史④》

医師数の抑制

老人医療費の無料化が見直され、民間病院の増えすぎた病床数も見直されました。そして次に見直しの対象となったのが医師数です。

一県一医大構想の実現により、1961年には2840人だった医学部の定員が1981年には8280人へと増大することが明らかになりました。すると今度は逆に、医師数が必要以上に増えすぎるのではないかと危惧する人々が現れました。医師数が過剰になることの問題点としては、次の3点が考えられました。

まず一つ目が、医師数の増加したことが不必要な需要を生む可能性があることです。例えば身近に開業医が増えれば、それまで受診しなかった人も受診しようかと考えるようになって結果的に不必要な受診が増え、その分国民医療費が増大します。また、病院同士、開業医同士の過当競争が始まれば、患者を引き込むために時間外診療など新たな医療サービスが始まることになり、その結果患者の受診回数が増えて医療費増加につながる可能性があります。

二つ目が、医師の増加により失業や廃業する医師も出るかもしれないことです。それまで診療を行っていた医師が廃業すれば、その医師にかかっていた患者はかかりつけ医を失うことになり、不利益が生じます。

三つ目が、医師の増加により、医療の質が低下する恐れのあることです。あってはならないことですが、粗製濫造《そせいらんぞう》という言葉もあります。あまりに医師が増えすぎると、医師には本来不適格な人まで医師になる可能性があり、医療界全体として医療の質を担保できなくなる恐れもあります。

そこで１９８２年、当時の鈴木善幸内閣は「今後における行政改革の具体的方策について」という閣議決定で「医師および歯科医師については、全体として過剰を招かないよう配慮し、適正な水準となるよう合理的な養成計画の確立について政府部内において検討を進める」としました。厚生省はそれを受けて１９８６年に「将来の医師需給に関する検討委員会」の最終意見として「２０２５年には医師の10％が過剰になるとの将来推計に基づき、１９９５年を目途に医師の新規参入を10％程度削減する」と提言しました。また文部省も、１９８７年の「医学教育の改善に関する調査研究協力者会議」の最終まとめとして「１９９５年に新たに医師になる者を10％程度抑制することを目標として、国公私立大学を通じて入学者数の削減等の措置を講じること」を提言しました。

この厚生省と文部省の提言により、各大学における医学部入学定員の削減が実際に行われました。その結果、１９８１年の入学定員８２８０人が、その20年余りあとの２００４年には７６２５人にまで、７・９％削減されたのです。

間違いの根源は「医療費亡国論」

わが国の医療行政における老人医療費無料化の撤廃も、民間病院に対する都道府県の病床規制も、医学部定員削減による医師数の抑制も、すべて1980年代に入ってから行われています。その目的はただ一つ、国民医療費を徹底して抑制することです。2025年の今、国も財務省も国民医療費の抑制に躍起になっていますが、その出発点を1980年代初頭に見いだすことができるのです。

実は、今日の医療費抑制政策を根底から支えている「思想」があります。それが「医療費亡国論」です。その思想は、一人の厚生官僚によって、社会保障と医療制度の専門誌である『社会保険旬報』の1983年3月11日号に掲載されました。表題は「医療費をめぐる情勢と対応に関する私の考え方」で、著者は厚生省保険局長・吉村 仁氏です。誌面で3ページの短い論文で、文末に（投稿）と断り書きがあります。

その内容は次のようなものでした。

医療費はいまや国政の最重要問題だが、国民も医師も危機意識が薄い。現在と将来の医療費を考えるときには次の三つの視点が必要だ。

第一は、このまま医療費が増え続ければ、国民負担が増し、社会の活力が失われるという視点。このままでは国家がつぶれるという発想もあり、これを「医療費亡国論」と称しておく。

第二は、医療費が増えても、それが本当に国民の健康に資するかどうか分からない。成人病を治療するより、予防や健康管理のほうが効果があるのではないかという視点で「医療費効率逓減《ていげん》論」ともいえる。

第三は、現在の医療費の増大は、本来の需給バランスが崩れている恐れがあり、需要と供給ともに過剰になっているのではないかという視点で、これは「医療費需給過剰論」といってもよい。

第一の視点への対応としては、医療費総枠の抑制が必要だ。負担額が上がっても負担率が上がらなければよい。第二の視点への対応は、治療から予防や指導へと医療政策の重点を移していくことだ。第三の視点への対応としては、過剰部分の見直しが必要で、医学部・歯学部の定員の見直しや、かかりつけ医を持ち、適正な受診をすることが求められる。

この論文は短いながらも発表当時話題になり、おそらく多くの厚生官僚や財務官僚（当時は大蔵官僚）に読まれたに違いありません。なぜなら、あとに厚生労働省や財務省が国民医療費について言及するときの、その主張やトーンがこの論文に極めて似通っているからです。

このまま国民医療費が増え続ければ、遠からず国の財政は破綻する……。国民医療費が増えても、国民の健康の維持・増進につながるとは限らない……。医師が増えれば医療需要が増え、医療費も増大する。だから医師数は削減すべきだ……。どの主張も「医療費亡国論」で語られているものと変わりません。もしかするとこの論文は厚生労働省内で代々読み継がれているのかもしれない、とさえ思えるほどです。それにしても、「医療費亡国論」というフレーズにはなかなかのインパクトがあります。だからこそ当時話題になり、誌面に掲載されてから40年以上経った今も、国民医療費に関する議論のなかで時々亡霊のように姿を現します。官僚の書いた文章にしては、ブラフすぎる気もしています。

ちなみに、当時の厚生省の官僚たちは、医療費が本当に国を滅ぼすと考えていた可能性もあります。なぜなら、この論文の11年後に公表された「国民医療費の将来推計」（図表17）では、２０２５年度の国民医療費を１４１兆円と推計しているからです。２０２３年

図表17　国民医療費の将来推計

	1993年度予算（平成5年度）	2000年度（平成12年度）	2010年度（平成22年度）	2025年度（平成37年度）
国民医療費（兆円）（対前年度伸び率）	24.3	38（6.5%）	68（6.0%）	141（5.0%）
国民所得の対前年度伸び率※仮定		3%	2%	2%
国民医療費／国民所得（指数）	6.0%（100）	8.5%（130）	13%（180）	19%（290）

（注）国民医療費は、「21世紀福祉ビジョン」（平成6年3月）において、平成2年度から4年度の実績の傾向を基に推計したもの。今後、さらに直近のデータに基づき変更することがあり得る。

【出典】厚生労働省「医療保険制度改革を考える」

度の一般会計予算総額が約114兆円ですから、もしも国民医療費が141兆円にも達していたら、本当に日本は滅んだのかもしれません。念のために再掲しておくと、2023年度の国民医療費は47・3兆円でした。当時の厚生省は実際の数字より多く見積もっていたことになります。厚生省のものの見方は明らかに悲観的であり、マイナス思考が過ぎます。私たち国民は、そのマイナス思考にとらわれることのないよう、公平公正にものを見ていく必要があります。

第三章

診療報酬を引き下げて医師と薬品に払うカネを減らす

「医療費抑制」を名目にした国の愚策①

今、医療用医薬品が足りない

マスメディアではほとんど報道されませんが、2024年9月19日現在、医療業界では医師が処方する医療用医薬品の深刻な供給不足が続いています。例えば「医薬品　不足」のキーワードでインターネット検索すると、千葉県薬剤師会の図表18のようなページが目に飛び込んできました。

このサイトの記述にもあるとおり、医薬品不足は全国規模で起こっています。こうした状況に対して、厚生労働省も当然問題視しており「医薬品等の供給不安への対応について」というページを設けて次のように周知しています。

「令和6年4月1日から、医療用医薬品の供給状況に係る報告を製造販売業者へ求めており、速やかに医療機関等へ提供するため、供給状況を毎日更新し、公表しています」

日本製薬団体連合会安定確保委員会が行った「医薬品供給状況にかかる調査（2024年6月について）」によれば、国内に流通している医薬品1万7235品目のうち、通常どおり出荷できず供給不足に陥っているのは3847品目で、全体の22・3%にも上ります。特に供給不足が目立つのは後発医薬品（ジェネリック医薬品）で、2498品目（後

図表18　医薬品の供給不足について

【お知らせ】
医薬品の供給不足について

現在、お薬の入荷に時間がかかったり、入荷できない場合があります。
これは当薬局だけの問題ではなく、全国的な規模で起こっています。
皆さまには、大変ご迷惑をお掛けいたしますが、ご理解・ご協力をお願いいたします。

主な理由
- 製薬企業の業務停止による出荷停止、自主回収
- 代替薬として需要増加による出荷調整
- 製薬企業が行う自主点検で不備発覚による自主回収、出荷調整
- 新型コロナウイルス感染症拡大による治療薬の需要増加
- 原薬製造国の新型コロナウイルス感染症拡大による製造所の操業停止
- 物流倉庫火災等の災害による影響　など

薬局の対応（処方医師に確認が必要な場合があります）
- 他社のお薬へ切り替え
- 他の規格（mg）、剤形へ切り替え
- 同じ種類の同じ効果のお薬へ切り替え
- 処方日数を短くしてもらう　など

薬剤師会では薬局業務の一つである医薬品の安定供給が難しい状況を危惧しており、
国や医療関係団体、製薬企業、卸売業者への働きかけをおこなっております。
一般社団法人 千葉県薬剤師会

千葉県薬剤師会ホームページを基に作成

発品の29・7%）が供給不足になっていま す（図表19）。そして、解熱鎮痛剤、鎮咳《ちんがい》剤、去痰《きょたん》剤、降圧剤、止血剤、抗生剤など、効能別に見ても多岐にわたっています。

ちなみに、後発医薬品（ジェネリック医薬品）とは、特許の有効期間（最長25年）を過ぎた新薬（先発医薬品）と同じ有効成分を持ちながら、安価で販売される医薬品のことです。通常、新薬の開発には数百億円かかるため、メーカーには特許権が与えられ、20〜25年間独占的に製造販売できますが、特許期間が過ぎ、かつ厚生労働省から承認されれば、ほかのメーカーも同じ成分と製法で同じ医薬

図表19　医薬品の供給状況

製造販売業者の対応状況

製造販売業者の「出荷対応」の状況	合計		先発品		長期収載品		後発品		その他の医薬品	
	品目数	構成比	品目数	構成比	品目数	構成比	品目数	構成比	品目数	構成比
通常出荷	13,388	77.7%	2,675	91.4%	1,147	87.9%	5,915	70.3%	3,651	79.6%
通常出荷以外	3,847	22.3%	253	8.6%	158	12.1%	2,498	29.7%	938	20.4%
限定出荷	2,066	12.0%	166	5.7%	125	9.6%	1,276	15.2%	499	10.9%
自社の事情	576	3.3%	65	2.2%	44	3.4%	285	3.4%	182	4.0%
他社品の影響	1,317	7.6%	81	2.8%	74	5.7%	917	10.9%	245	5.3%
その他	173	1.0%	20	0.7%	7	0.5%	74	0.9%	72	1.6%
供給停止	1,781	10.3%	87	3.0%	33	2.5%	1,222	14.5%	439	9.6%
合計	17,235	100%	2,928	100%	1,305	100%	8,413	100%	4,589	100%

製造販売業者の「出荷対応」の状況	（参考）基礎的医薬品		（参考）安定確保医薬品				
	品目数	構成比	品目数	構成比	A	B	C
通常出荷	1,667	82.1%	3,858	75.1%	216	76	3,566
通常出荷以外	364	17.9%	1,280	24.9%	64	38	1,178
限定出荷	282	13.9%	777	15.1%	48	24	705
自社の事情	96	4.7%	205	4.0%	20	9	176
他社品の影響	156	7.7%	522	10.2%	27	15	480
その他	30	1.5%	50	1.0%	1	0	49
供給停止	82	4.0%	503	9.8%	16	14	473
合計	2,031	100%	5,138	100%	280	114	4,744

【出典】日本製薬団体連合会安定確保委員会「『医薬品供給状況にかかる調査（2024年6月）』について」

品を製造できるようになります。それがジェネリック医薬品で、研究開発に時間と費用をかけていない分だけ、先発メーカーより安価に製造販売できるわけです。

23・3％もの医薬品の供給が足りなくなれば、全国の医療機関で日々行われている医療行為にも当然、影響が出ています。例えば、2024年6月頃、東京都杉並区にある小児科クリニックには、溶連菌感染症に罹患《りかん》した子どもが次々に受診していました。そのクリニックの院長によれば、第一選択薬である小児向け抗生物質のワイドシリン細粒が入手できなかったので、解熱鎮痛剤を処方するしかありませんでした。そのため、症状は一時的に改善したものの、体内に残った菌が増殖し、再度受診する子が増えてしまったのです。本来なら早く治せる病気がなかなか治せなければ、それだけ患者の負担は大きくなるし、医療費も余計にかかってしまいます。

また、福岡市にあるクリニックでは、点滴する際に使用する血液凝固阻止剤ヘパリンが一時期はなかなか手に入らず、在庫がある問屋を回ってかき集めたそうです。

始まりは海外原材料メーカーの異物混入

なぜ、医療用医薬品の供給不足が起きているのでしょうか。

最初の〝事件〟は、セファゾリンという注射用抗菌薬の後発医薬品（ジェネリック医薬品）を製造し、国内シェアの約60％を占める日医工が、2019年3月にセファゾリンの供給を停止したことでした。原因は、中国で製造しているセファゾリン原液に異物が混入していたためです。日医工が製造を停止したところ抗菌薬の奪い合いになり、他メーカーのセファゾリンだけでなく、ほかの抗菌薬まで供給不足に陥りました。セファゾリンは外科手術の際に最もよく使われる感染予防薬のため、セファゾリン供給不足には病院勤務医の4割が「困った」と回答しており、予定していた手術を延期せざるを得なくなったケースもありました。こうした事態に対して一部の医師は「国はジェネリックの使用を推奨していながら、重要な薬の安定供給を保証していないのは無責任だ」と訴えています。

このセファゾリン供給不足問題は2019年3月から11月まで9カ月間も続き、医療界に深刻な影響を及ぼしました。そのため、厚生労働省も対策に乗り出します。2020年3月に「医療用医薬品の安定確保策に関する関係者会議」を設置し、日本医師会、日本薬剤師会、日本製薬団体連合会、日本薬業貿易協会、日本医薬品卸売業連合会、日本ジェネリック製薬協会など多くの関係団体からメンバーを選出して、医療用医薬品の安定供給のための課題と対策について議論を重ねました。会議は4回にわたって開催され、「安定確保医薬品」を次のように定義しました。

安定確保医薬品＝医療上必要不可欠であり、汎用され安定確保が求められる医薬品であって、国民の生命を守るため、切れ目のない医療提供に必要な医薬品。

また、厚労省は日本医学会など医学分野の関係学会に「安定確保医薬品」の選定を依頼し、58学会から551品目の医薬品が検討対象として提案されました。

なお、その後も関係者会議は現在まで定期的に開催されており、安定確保医薬品506成分が選定されました。「品目」は「成分」に言い換えられています。内訳はA．最も優先して取り組みを行う安定確保医薬品（ワルファリンカリウム、セファゾリンナトリウムなど21成分）、B．優先して取り組みを行う安定確保医薬品（ヒドロキシカルバミド、L－アスパラギナーゼなど29成分）、C．安定確保医薬品（ロキソプロフェンナトリウム、セファクロルなど456成分）。ちなみに、最初の〝事件〟で供給不足になったセファゾリンはAグループに選定されています。

ジェネリック医薬品メーカーの相次ぐ不祥事

このように、国も厚労省も医療用医薬品の安定確保に向けての取り組みを続けていますが、時系列でいえば、セファゾリンが不足した翌年の2020年12月、また新たな〝事件〟が起きてしまいました。

福井県にある製薬会社の小林化工が製造した飲む爪水虫薬に、製造過程で睡眠薬の成分が混入したのです。問題となった医薬品は、経口抗真菌薬(飲む爪水虫薬)「イトラコナゾール錠50MEEK」でした。混入したのは、ベンゾジアゼピン系睡眠薬のリルマザホン塩酸塩水和物です。製造ラインで目減りした原料を従業員が追加で投入するとき、別の成分が入っている容器と取り違えたのです。そのため、2020年9月から12月にかけて出荷した9万錠に、1錠あたり5mgの睡眠導入剤成分が入ってしまいました。イトラコナゾール錠の成人の1日量は4錠なので、摂取するリルマザホンは20mgになり、これは成人に対する最大投与量の10倍にあたります。つまり、この錠剤を飲んだ人は、知らないうちに通常量の10倍の睡眠薬を飲まされたことになるのです。当然、その結果は重大で、意識障害などの健康被害は150件を超え、服用した70代女性と80代男性の2人が死亡し、服用者が運転中に意識を失って起こした交通事故も20件以上に上りました。

小林化工は、従業員800人ほどの、製薬会社としては比較的小さな企業で、安価なジェネリック医薬品を主に製造していましたが、それまでの4年間で自主回収騒ぎを4度も起こしていました。翌2021年は、製薬業界の不祥事が続いた1年でした。まず2月、睡眠薬混入の案件で、承認書と異なる方法で不正に医薬品を製造したとして、小林化工が116日間の業務停止命令を受けました。

3月には、前出のセファゾリンなどでジェネリック医薬品大手の日医工が、品質検査で一度不適合になった錠剤を砕いて再加工するなど、国が承認した工程とは異なる製造法を10年以上前から続けていたとして、32日間の業務停止命令を受けます。

その後も、承認書と異なる工程で医薬品を製造したことや、必要な品質試験を行わないなどの理由で、岡見化学工業、久光製薬、北日本製薬、長生堂製薬、松田薬品工業、日新製薬の6社が8~75日の業務停止命令を受けています。これで2021年に業務停止命令を受けた製薬会社は8社に上りました。

これだけの数の製薬会社が業務を停止すると、市場に出回る医薬品の量も大きく減少します。また、2020~2021年は新型コロナウイルス感染症が猛威を振るった2年でもあり、解熱鎮痛剤などの需要が一気に高まった年でもありました。

そうしたいくつもの要因が重なったこともあって、医薬品不足は玉突き事故のように続いていきます。例えば、それまでAという医薬品を通常どおり出荷していた製薬会社が、国や医療現場からBという医薬品を供給してほしいといわれた場合、それまでのAを製造する生産ラインを止めて、新たにB用のラインを組み直さなければなりません。その後、一定の時間を経てBという医薬品は安定供給されるようになりますが、すると今度は、Aという医薬品の供給不足が起こる恐れが出てきて、またA用に生産ラインを組み直さなければならなくなったりします。こんなことでは、いつまで経っても医薬品不足は解消されません。事実、2024年9月時点においても、医療用医薬品の供給不足は続いています。

日本の医療は国民皆保険、フリーアクセス、診療報酬が1セット

今日の医薬品不足の直接的な要因は、2019年に海外原材料メーカーのトラブルで医療に必要不可欠な抗菌薬が不足したことと、2020年以降、主に後発品（ジェネリック

医薬品）を製造する製薬会社の不祥事が続いたことです。

しかし、私からすれば、こうした重大事態はいつか起こるだろうと危惧していました。なぜなら、わが国の医薬品供給体制は、長年にわたって行われてきた診療報酬の薬価引き下げにより、すっかり疲弊していたからです。すなわち、今この国で起きている医薬品の供給不足は、国の医療費抑制政策が引き起こしたといっても間違いではありません。

その因果関係を説明するには、まずわが国の診療報酬制度から解説しなければなりません。日本の医療制度の特徴は、国民皆保険、フリーアクセス、診療報酬がセットになっていることです。

【国民皆保険】

国民皆保険とは、すべての国民が公的医療保険に必ず加入しているということで、そのため、病院や診療所（クリニック）を受診する場合、その医療費の一部を公的保険で賄うことができます。ちなみに、公的医療保険には被用者保険、国民健康保険、後期高齢者医療制度の三つがあります（図表20）。また、被用者保険はさらに組合健保、協会けんぽ、共済組合に分かれます。それぞれの加入者の属性と加入者数をここでまとめます（図表21）。

（令和5年4月時点）

	入院時食事療養費	入院時生活療養費	現金給付	財源 保険料率	財源 国庫負担・補助
	（食事療養標準負担額） ・住民税課税世帯 1食につき460円 ・住民税非課税世帯 90日目まで 1食につき210円 91日目から 1食につき160円 ・特に所得の低い住民税非課税世帯 1食につき100円	（生活療養標準負担額） ・住民税課税世帯 1食につき460円 ＋1日につき370円 ・住民税非課税世帯 1食につき210円 ＋1日につき370円 ・特に所得の低い住民税非課税世帯 1食につき130円 ＋1日につき370円 ※療養病床に入院する65歳以上の方が対象 ※指定難病の患者や医療の必要性の高い者等には、更なる負担軽減を行っている	・傷病手当金 ・出産育児一時金　等	10.00％ （全国平均）	給付費等の 16.4％
			同上 （附加給付あり）	各健康保険組合によって異なる	定額 （予算補助）
			・傷病手当金 ・出産育児一時金　等	1級日額390円 11級3,230円	給付費等の16.4％
			同上	9.80％ （疾病保険料率）	定額
			同上 （附加給付あり）	—	なし
				—	
				—	
			・出産育児一時金 ・葬祭費	世帯毎に応益割（定額）と応能割（負担能力に応じて）を賦課 保険者によって賦課算定方式は多少異なる	給付費等の 41％
					給付費等の 28.4～47.4％
					なし
	同上	同上ただし、 ・老齢福祉年金受給者 1食につき100円 ＋1日につき　0円	葬祭費　等	各広域連合によって定めた被保険者均等割額と所得割率によって算定されている 給付費等の約10％を保険料として負担	給付費等の約50％を公費で負担 （公費の内訳） 国：都道府県：市町村 4：1：1 さらに、給付費等の約40％を後期高齢者支援金として現役世代が負担

図表20　医療保険制度の概要

<table>
<tr><th colspan="4" rowspan="3">制度名</th><th rowspan="3">保険者
(令和4年3月末)</th><th rowspan="3">加入者数
(令和4年3月末)
[本人
家族]
千人</th><th colspan="2">保険給付</th></tr>
<tr><th colspan="2">医療給付</th></tr>
<tr><th>一部負担</th><th>高額療養費制度、高額医療・介護合算制度</th></tr>
<tr><td rowspan="7">被用者保険</td><td rowspan="3">健康保険</td><td rowspan="2">一般被用者</td><td>協会けんぽ</td><td>全国健康保険協会</td><td>40,265
[25,072
15,193]</td><td rowspan="10">義務教育就学後から70歳未満
3割

義務教育就学前
2割

70歳以上75歳未満
2割
(現役並み所得者 3割)</td><td rowspan="10">(高額療養費制度)
・自己負担限度額(70歳未満の者)
(年収約1,160万円～) 252,600円＋(医療費－842,000円)×1％
(年収約770～約1,160万円) 167,400円＋(医療費－558,000円)×1％
(年収約370～約770万円) 80,100円＋(医療費－267,000円)×1％
(～年収約370万円) 57,600円
(住民税非課税) 35,400円
(70歳以上75歳未満の者)
(年収約1,160万円～) 252,600円＋(医療費－842,000円)×1％
(年収約770～約1,160万円) 167,400円＋(医療費－558,000円)×1％
(年収約370～約770万円) 80,100円＋(医療費－267,000円)×1％
(～年収約370万円) 57,600円、外来(個人ごと) 18,000円(年144,000円)
(住民税非課税世帯) 24,600円、外来(個人ごと) 8,000円
(住民税非課税世帯のうち特に所得の低い者) 15,000円、外来(個人ごと) 8,000円
・世帯合算基準額
70歳未満の者については、同一月における21,000円以上の負担が複数の場合は、これを合算して支給
・多数該当の負担軽減
12カ月間に3回以上該当の場合の4回目からの自己負担限度額
(70歳未満の者)
(年収約1,160万円～) 140,100円
(年収約770～約1,160万円) 93,000円
(年収約370～約770万円) 44,400円
(～年収約370万円) 44,400円
(住民税非課税) 24,600円
(70歳以上75歳未満の者)
(年収約1,160万円～) 140,100円
(年収約770～約1,160万円) 93,000円
(年収約370～約770万円) 44,400円
(～年収約370万円) 44,400円
・長期高額疾病患者の負担軽減
血友病、人工透析を行う慢性腎不全の患者等の自己負担限度額10,000円
(ただし、年収約770万円超の区分で人工透析を行う70歳未満の患者の自己負担限度額20,000円)
(高額医療・高額介護合算制度)
1年間(毎年8月～翌年7月)の医療保険と介護保険における自己負担の合算額が著しく高額になる場合に、負担を軽減する仕組み。自己負担限度額は、所得と年齢に応じきめ細かく設定。</td></tr>
<tr><td>組合健保</td><td>健康保険組合
1,388</td><td>28,381
[16,410
11,971]</td></tr>
<tr><td colspan="2">健康保険法第3条第2項被保険者</td><td>全国健康保険協会</td><td>16
[11
5]</td></tr>
<tr><td colspan="3">船員保険</td><td>全国健康保険協会</td><td>113
[57
56]</td></tr>
<tr><td rowspan="3">各種共済</td><td colspan="2">国家公務員</td><td>20共済組合</td><td rowspan="3">8,690
[4,767
3,923]</td></tr>
<tr><td colspan="2">地方公務員等</td><td>64共済組合</td></tr>
<tr><td colspan="2">私学教職員</td><td>1事業団</td></tr>
<tr><td rowspan="3">国民健康保険</td><td colspan="3" rowspan="2">農業者
自営業者等</td><td>市町村
1,716</td><td rowspan="3">28,051

市町村
25,369

国保組合
2,683</td></tr>
<tr><td>国保組合
160</td></tr>
<tr><td colspan="3">被用者保険の退職者</td><td>市町村
1,716</td></tr>
<tr><td colspan="4">後期高齢者医療制度</td><td>[運営主体]
後期高齢者医療広域連合
47</td><td>18,434</td><td>1割
(一定以上所得者2割)
(現役並み所得者3割)</td><td>・自己負担限度額
(年収約1,160万円～) 252,600円＋(医療費－842,000円)×1％
(年収約770～約1,160万円) 167,400円＋(医療費－558,000円)×1％
(年収約370～約770万円) 80,100円＋(医療費－267,000円)×1％
(～年収約370万円) 57,600円、外来(個人ごと) 18,000円※
(年144,000円)
(住民税非課税世帯) 24,600円、外来(個人ごと) 8,000円
(住民税非課税世帯のうち特に所得の低い者)
15,000円、外来(個人ごと) 8,000円
・多数該当の負担軽減
(年収約1,160万円～) 140,100円
(年収約770～約1,160万円) 93,000円
(年収約370～約770万円) 44,400円
(～年収約370万円) 44,400円
※2割負担対象者について、令和4年10月1日から3年間、1月分の負担増加額は3,000円以内となる。</td></tr>
</table>

【出典】厚生労働省「令和5年版厚生労働白書　資料編」

図表21　健康保険の加入先

（2023年4月時点）

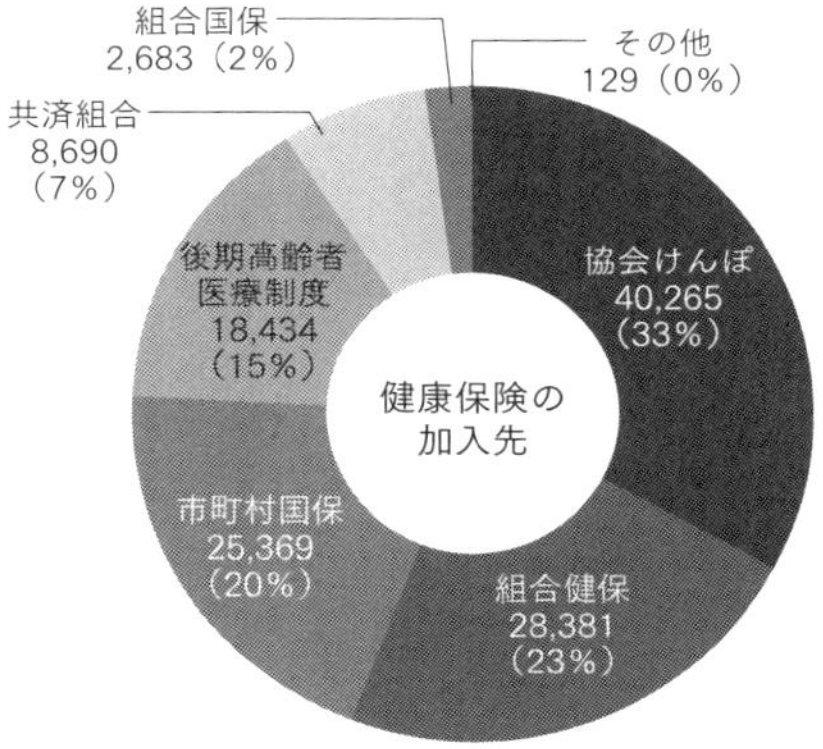

単位：千人

【出典】厚生労働省「令和5年版厚生労働白書　資料編」

また、医療費の自己負担率は年齢によって異なります。

【フリーアクセス】

フリーアクセスも日本の医療制度の大きな特徴です。わが国では、病院の規模や診療科を問わず、患者が受診したいと思う病院や診療所を自由に選んで受診することができます。日本にいるとこれが当たり前のように思ってしまいますが、患者が病院を自由に選んで受診できる国はむしろ少数派です。欧米諸国では、患者はまずかかりつけ医を受診しなければならず、かかりつけ医が専門医を受診したほうがいいと判断したときのみ、大きな病院を受診することができます。フランスやドイツなどでは、病院は入院治療専門で、そもそも外来を受け付けていません。

【診療報酬】

診療報酬とは、患者に保険診療を行った医療機関などに、その対価として支払われる報酬のことです。診療報酬は次の四つのカテゴリーに分かれていて、すべて点数（1点＝10円）で計算され、診療報酬点数表に細かく記載されています。

（1）病院・診療所の診療行為などの報酬額を定めた医科診療報酬・歯科診療報酬。医師や歯科医師が行う個々の技術・サービスごとに点数が決められています。

（2）調剤薬局の調剤行為などの報酬額を定めた調剤報酬。薬剤師が行う個々の技術・サービスごとに点数が決められています。

（3）保険適用される医薬品とその価格を定めた薬価基準。個々の医薬品ごとに点数が決められています。

（4）保険適用される医療材料とその価格を定めた材料価格基準。包帯、ガーゼ、注射器やカテーテルなど材料ごとに点数が決められています。

図表22　インフルエンザ受診の際の診療報酬（１例）

初診料	291点
機能強化加算	80点
インフルエンザウイルス抗原定性	139点
鼻腔・咽頭拭い液採取	5点
免疫学的検査判断料	144点
処方箋料（その他）	68点
一般名処方加算	17点
合計	744点

なお、このうち（1）と（2）は医師、歯科医師、薬剤師の人件費になるので「本体部分」と呼ばれ、おおよそ5000区分あります。（3）と（4）は医薬品と医療材料になるので「薬価」と呼ばれ、おおよそ1万6500品目あります。

このように、保険診療で行われる医療行為、医薬品、医療材料はそのすべてが点数化されており、その点数は全国一律で共通です。これを「公定価格」といいます。東京の大学病院で治療を受けても、離島の診療所で治療を受けても、その診療内容がまったく同じであれば、診療報酬の点数もまったく同じです。全国どの病院にかかっても、患者の自己負担額は基本的に変わりません。だからこそ、フリーアクセスが実現できているのです。

診療報酬の計算方法には、出来高方式と包括方式の2種類があります。わが国の診療報酬の基本は出来高方式で、行った診療行為の点数、使用した医療材料の点数、処方した医薬品の点数を一つひとつ積み上げ、足し算で計算します。例えば、ある患者が季節性インフルエンザで医療機関を受診した場合、診療報酬は図表22のように計算されます。

診療報酬の合計点数は744点になるので、金額にすれば7440円になります。この患者が6歳以上70歳未満であれば、自己負担率は3割になるので、窓口で支払う医療費は7440×30％＝2232円になります。そして残りの金額、7440－2232＝5208円は、患者が加入している医療保険の保険者（組合健保や協会けんぽなど）から医療機関に支払われることになります。

ちなみに、私は鹿児島県霧島市で開業医をしていますが、私のクリニックで日々行っている診療行為もすべてこの点数表に従って点数化され、報酬を受けています。

診療報酬改定はどのように行われてきたか

診療報酬の点数は2年に1度、偶数年に、医療技術や医療器具の進歩、新薬の開発・承認状況、その時々の日本経済の状況を踏まえて見直されます。これを「診療報酬改定」といいます。ただし、薬価の実勢価格は変動が激しいため、医療費を抑制する観点から、薬価については2021年度以降、毎年改定されることになりました。

診療報酬改定は2段階で行われます。まず、改定する前年度の年末（12月中旬～下旬）に、内閣が次年度の予算編成をする際、診療報酬全体の「改定率」が決定します。改定率が決まると、今度は厚生労働大臣が諮問機関である中央社会保険医療協議会（略称：中医協）に意見を求めます。中医協は支払側委員（保険者・患者・事業主の代表など）、診療側委員（日本医師会や医師の代表など）、第三者である公益委員（学識経験者など）から構成されています。一方、厚生労働省社会保障審議会の医療保険部会と医療部会で、改定前年度の夏頃から次回改定における基本方針を議論し、12月上旬に基本方針をまとめます。中医協はその基本方針を踏まえつつ、前回改定したことによる影響や結果、その後の社会情勢の変化などを考慮しながら議論を重ね、個別の診療報酬項目の点数設定、施設基準、算定要件を決めて、翌年2月上旬～中旬頃に厚生労働大臣に答申します。厚生労働大臣は中医協の答申を受け、3月上旬に診療報酬改定にかかる告示と通知を発出して、次年度の診療報酬が決まります。

図表23　診療報酬の改定率の推移

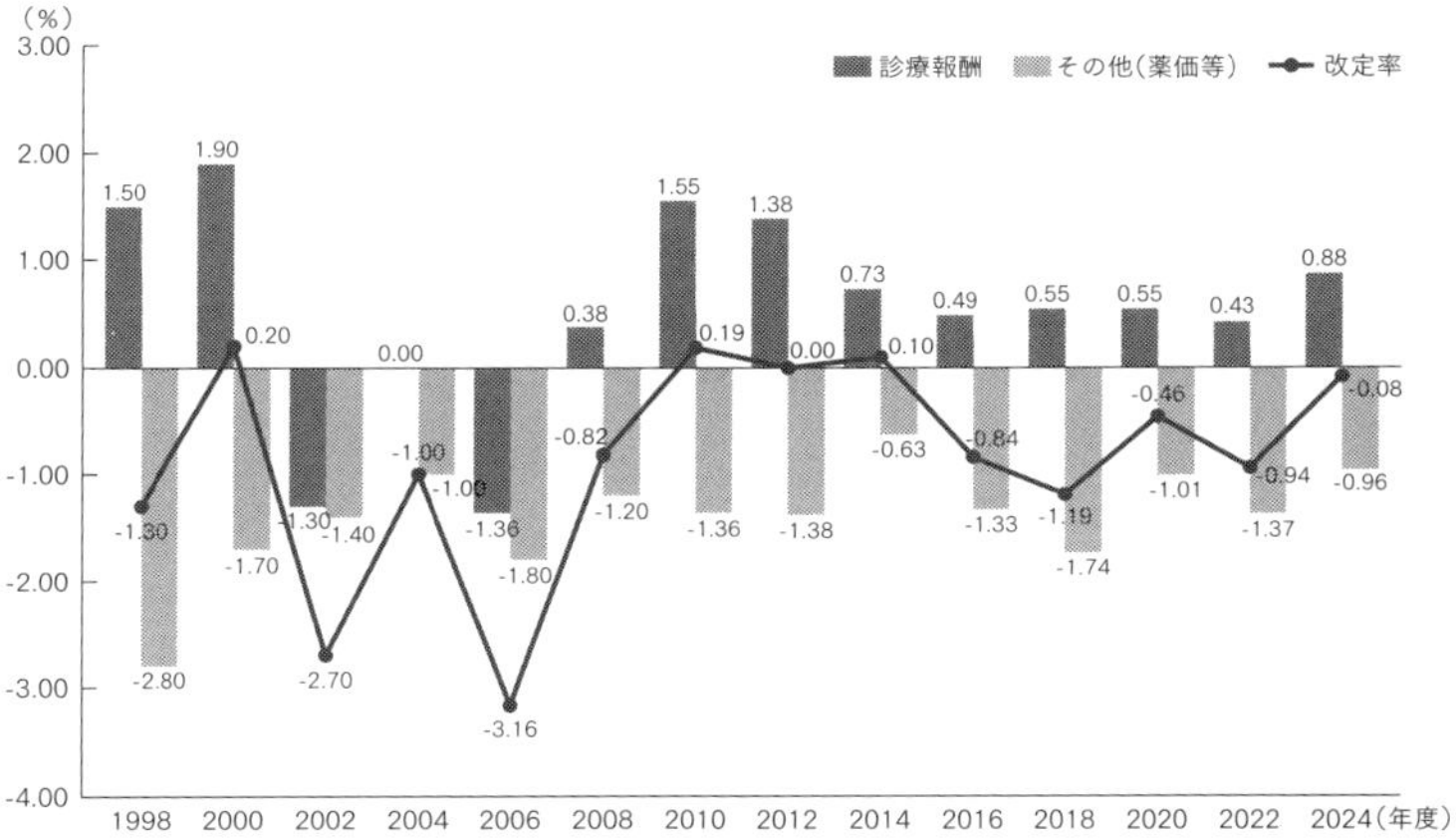

【出典】MEDIVA「2024年度診療報酬改定（概要編）」

直近の診療報酬改定は令和6年度に行われ、医師や看護師の人件費にあたる本体部分を0・88％引き上げる一方、医薬品代などの薬価部分を0・96％引き下げ、全体として0・08％の引き下げになりました。

過去14回分の診療報酬改定をまとめたのが図表23になります。

大方の想像がつくと思いますが、2年に一度の診療報酬改定は、常に対立する二つの勢力のせめぎ合いになります。診療報酬を上げたい厚生労働省＋日本医師会側と、なんとしても診療報酬を低く抑えたい財務省側＋健保連側と。しかし、予算編成については財務省のほうが圧倒的に発言権があり、診療報酬が全体として前回よりプラスになることはほとんどありません。たいていは日本医師会側の顔を立てて本体部分を微増させ、その分薬価をそれ以上下げて、全体としてマイナスに持っていくというパターンが定着しています。図表23からも、そのパターンは見て取れるだろうと思います。

薬価が引き下げられると何が起こるのか

このように、わが国の診療報酬は長年にわたって抑制され続けてきました。特に深刻なのは薬価で、薬価は過去26年以上も引き下げられ続けてきたわけです。

しかし、普通に考えれば、これはおかしな話です。なぜなら、遺伝子工学など生物・生命科学分野の技術革新はめざましく、欧米を中心に画期的な新薬が次々に開発されています。ということは、それらの開発には莫大な時間と費用がかかっているわけで、それらが製薬会社の売価に転嫁されれば、薬価も当然高くなるはずです。

日本製薬工業協会調べによれば、新薬の開発には9~17年という長い年月と数百~数千億円規模の開発費がかかります。なぜこんなに費用がかかるかといえば、新薬開発に成功する確率は3万1000分の1しかないからです。分かりやすくいえば、新薬開発プロジェクトを3万1000件立ち上げたとしても、モノになるのはたった1件だけ。つまり、残り3万9999件のプロジェクトでは途中で開発が断念され、それまでに費やした時間と人件費を含む費用はすべて無駄に終わります。しかし、こうした無駄を恐れていては、新薬は開発できません。無駄金を上回る利益が上げられなければ、新薬を開発しようという製薬会社など永久に現れないでしょう。例えば2024年3月、異染性白質ジストロフィー（MLD）という珍しい疾患の治療薬がアメリカで新たに承認されましたが、その卸売価格は425万ドル、約6億1000万円もすることで話題になりました。すでに日本でも承認され使われているがん治療薬オプジーボの薬価にしても、240㎎で約31万円もします。その新薬が画期的であればあるほど薬価も高く設定してあげなければ、製薬会社は新薬を開発するモチベーションを失ってしまいます。

実は、日本の薬価が年々切り下げられていっているのには、からくりがありました。それは、保険診療で使われる医薬品を、高価な先発品から安価な後発品へと切り替えるよう、国家を挙げて誘導しているからです。

図表24は、厚生労働省が2022年8月にまとめた「医薬品業界の概況について」という資料に掲載されている、後発医薬品が実際の診療行為にどれだけ使われているのか、そ

図表24　後発医薬品の使用割合の推移

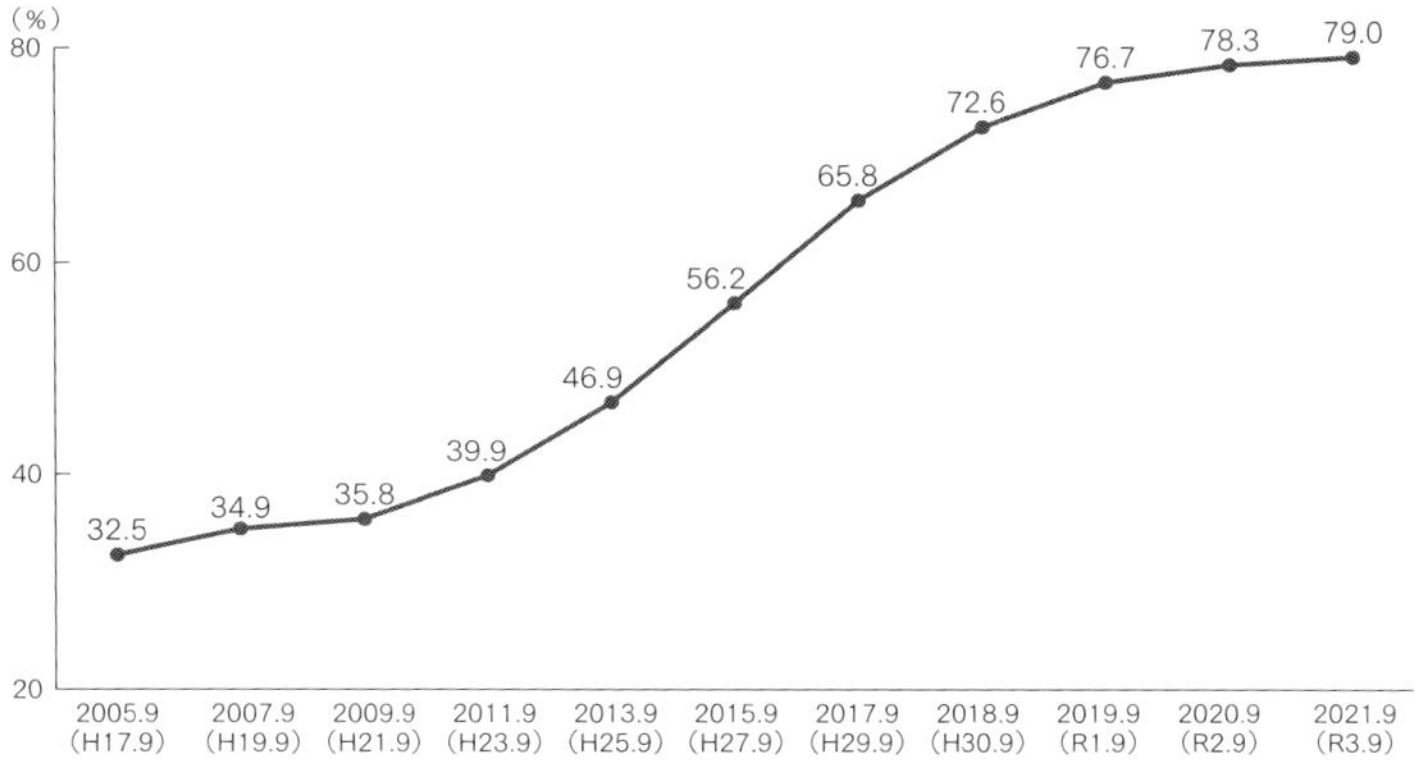

（注）「使用割合」とは、「後発医薬品のある先発医薬品」および「後発医薬品」を分母とした「後発医薬品」の使用割合をいう。

【出典】厚生労働省「医薬品業界の概況について」

の割合の推移を表したグラフです。政府は２０２３年度末までに、すべての都道府県で後発医薬品の使用割合を80％以上とすることを目標にしていますが、その割合は２０２１年には79・０％にまで達しているので、この目標はおそらく達成できていると思われます。厚生労働省はまた、先発医薬品を後発医薬品に置き換えた場合の医療費適正効果額を図表25のように推計しています。

この推計によれば、先発品を後発品に置き換えることで、すでに医療費を１兆９０００億円以上も削減できているとしています。

国民医療費を低く抑えることができれ

図表25　後発医薬品への置き換えによる医療費適正効果額の推計

単位：億円

	H19年度	H21年度	H23年度	H25年度	H27年度
後発品販売額（月）	183	284	334	453	759
推定先発相当額（月）	397－383	587－569	678－671	903－896	1,549－1,538
適正効果額（月）	214－200	303－285	344－337	450－443	790－779
年間適正効果額	2,569－2,398	3,637－3,423	4,128－4,045	5,560－5,439	9,479－9,345
年間平均効果額	2,484	3,530	4,087	5,500	9,412

	H29年度	H30年度	R元年度	R2年度	R3年度
後発品販売額（月）	932	950	1,113	1,187	1,159
推定先発相当額（月）	2,022－2,007	2,120－2,111	2,465－2,456	2,742－2,735	2,768－2,757
適正効果額（月）	1,090－1,075	1,170－1,161	1,352－1,342	1,555－1,549	1,609－1,598
年間適正効果額	13,076－12,905	14,040－13,933	16,224－16,108	18,656－18,582	19,305－19,179
年間平均効果額	12,991	13,987	16,166	18,619	19,242

【出典】厚生労働省「医薬品業界の概況について」

ば、実際に診療を受けて窓口負担する患者も、診療報酬の7割を負担する保険者も、それぞれにメリットが出てきます。しかし、それ以上のデメリットもあるのです。それが本章の冒頭で紹介した、医療用医薬品の供給不足の問題です。これだけ薬価が下がれば、大手製薬会社にとって、医療用医薬品の国内市場は魅力ある市場ではなくなってしまいました。そこへ台頭してきたのが、比較的規模が小さな製薬会社です。

図表26を見ると、日本の新薬

図表26　後発医薬品企業の規模

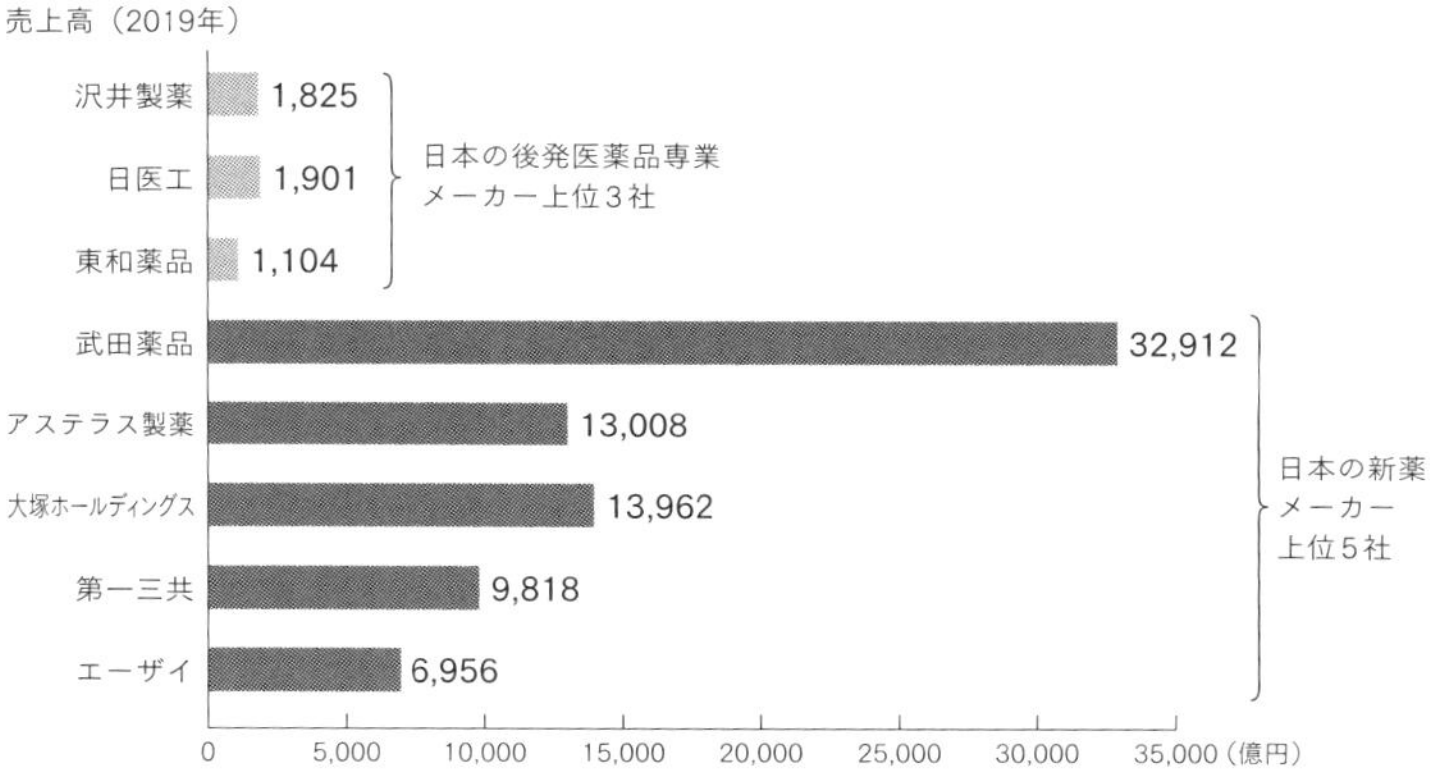

【出典】厚生労働省「医薬品業界の概況について」

メーカー上位5社の売上高は年間7000億〜3兆3000億円程度。一方、後発医薬品専業メーカー上位3社の売上高は年間1000億〜2000億円程度。後発医薬品はそれだけ利益の上がりにくい製品だといえます。そうなると、後発医薬品専業メーカーは、少しでも利益を残すために、徹底したコスト削減を追求せざるを得ません。すると、どんなことが起こるのでしょうか。

　図表27は、厚生労働省調べによる、診療報酬の薬価基準に収載されている後発医薬品の、2019年時点での原薬調達状況です。これを見ると、製造工程が国内だけで完結している品目は33・2%しかありません。残りの66・8%は原薬、または粗製品や中間体を海外から輸入

図表27　後発医薬品の原薬調達状況

薬価基準に収載されている後発医薬品の原薬調達状況（令和元年度）

	金額（出荷ベース）（百万円）		品目数	
	（n＝139）	構成割合	（n＝163）	構成割合
診療報酬上の後発医薬品製造販売承認取得品目	1,012,630	100.0%	9,461	100.0%
MFまたは承認書記載のすべての工程を国内で製造する原薬を使用する品目	344,191	34.0%	3,145	33.2%
中間体を輸入し、国内で一部の反応工程を経る原薬を使用する品目	37,540	3.7%	716	7.6%
粗製品または最終品を輸入し、日本国内で精製または加工した原薬を使用する品目	73,715	7.3%	829	8.8%
輸入した原薬をそのまま使用する品目	505,742	49.9%	4,566	48.3%

【出典】厚生労働省「医薬品業界の概況について」

して製造していました。つまり、後発医薬品の国内自給率は33・2％しかなく、原薬などの原材料が海外から入って来なくなると、それがどんなに重要な医薬品であろうと、途端に供給がストップしてしまうのです。

製造工程の一部を海外に依存していると、供給不足の発生するリスクが格段に高まります。にもかかわらず、原材料や中間体をなぜ輸入するのかというと、すべてを国内生産に切り替えた場合、製造コストが5倍から8倍にも膨れ上がってしまうからです。後発医薬品は安価であることが最大のセールスポイントなので、販売価格を上げるわけにはいきません。製造に余分なコストをかけると採算がとれなくなるのです。

国と財務省は、国民医療費を少しでも抑制するために、診療報酬の薬価を長年にわたって引き下げ続け、その代わりに安価な後発医薬品を普及させようとしてきました。しかし薬価を引き下げすぎると、メーカーサイドは医薬品製造にコストをかけられなくなります。その結果、製造コストの安い中国などの海外に工程の一部を依存しなければならなくなり、医薬品の国内自給率が一気に悪化してしまいます。

また、後発医薬品の製造販売にはうまみがないため、国内大手製薬会社は手を付けず、中小規模の製薬会社が後発品専業に特化していきました。中小メーカーのすべてが悪いわけではありませんが、大手に比べて品質管理やコンプライアンスの面で、どうしても不安が残ります。２０２１年に多くの中小メーカーが業務停止命令を受けて国内市場が混乱したのも、そんな不安が的中した形になりました。

言い方は悪いですが、医療費抑制にこだわった国が薬価をケチったおかげで、医療用医薬品の多くが「安かろう悪かろう」という後発医薬品に置き換わってしまい、供給体制が不安定になってしまいました。医療用医薬品の多くが今、供給不足に陥っているのも、そもそもの要因は国の医療費抑制政策にあったといえるのです。

海外の新薬は日本に入ってこない

診療報酬の薬価引き下げは、日本で暮らす私たちにさらなる不利益をもたらしています。それは、海外で開発された画期的な新薬がわが国に入ってこないという、ドラッグロスの問題です。海外製医薬品の国内流通に関しては、二つの問題が指摘されています。一つは、海外製新薬が日本で承認されるまでに長大な時間がかかる「ドラッグラグ」、そしてもう一つが、海外製新薬が日本国内で使えない「ドラッグロス」の問題です。

例えば2016年から2020年にかけての5年間で、欧米では243品目の新薬が承認されているというのに、そのうち176品目はいまだ日本国内に流通していません。また、この期間にアメリカで承認された抗がん剤に限ってみても、その68%が日本では未承認のままなのです。

欧米で開発された新薬がなぜ日本に入って来ないのか。その理由の一つに、診療報酬の薬価の低さがあります。日本の薬価の低さは欧米の大手製薬会社にもよく知られていて「日本では利益が見込めないので、あえて日本市場に製品を投入する必要がない」と見られているのです。海外製の新薬について、かつては日本で承認審査されるまでに時間がかかりすぎるドラッグラグが問題になっていました。しかし、いまや状況はさらに悪化しており、日本市場そのものが相手にされなくなってきています。結果として、欧米の新薬があれば救える患者も、日本では救えないという悲劇的な状況が生まれています。

また、近年の新薬開発においては、新興のバイオベンチャー企業が大きな成果を上げていますが、彼らは欧米の大手製薬会社のように日本支社を持っているわけではなく、そもそも日本との接点がないし、わざわざ自社製品を売り込みにいくほど、日本市場に魅力を感じていないようです。

診療報酬の抑制で、医療の質と量は低下する

今日の医薬品不足の元凶を探るために、ここまでは診療報酬の薬価部分に注目してきました。診療報酬全体としても、過去四半世紀にわたって改定率プラス1％未満に抑えられ続けてきたことは、わが国の医療にさらに深刻なダメージを与えています。

診療報酬は2年ごとに改定されるのですが、103ページの図表23で過去14回の改定率

の推移を見ると、前回よりプラス改定だったのは２０００年、２０１０年、２０１４年の3回だけ。改定率が最も高かった２０００年改定でさえ、プラス０・２％でした。一方、残り10回はマイナス改定で、１９９８年のマイナス１・３％、２００２年のマイナス２・７％、２００６年のマイナス３・16％など、下げ幅のほうが断然大きいことが分かります。

図表28は、過去30年の消費者物価指数の推移を表したグラフです。この間、日本経済はずっとデフレ基調だったので、物価上昇率もそれほど高くありませんが、全体として右肩上がりであることはグラフからも見て取れます。特に２０２１年の後半からは、新型コロナやロシアのウクライナ侵攻の影響で国際的な原材料価格が上昇し、さらに円安圧力も加わって明らかに物価高の局面に入っています。

ところが、診療報酬は２０２２年度マイナス０・94％、２０２４年度マイナス０・12％と、いまだにマイナス成長が続いているのです。この改定には明らかに、「医療費は何がなんでも抑制する」という、国や財務省の強い意志が感じられます。

こうして、診療報酬がいつまでも抑制され続けると、医療の質の低下が懸念されます。

診療報酬はすべて、医療機関を運営するための経費に使われます。勤務する医師、歯科医師、看護師、理学療法士、作業療法士、診療放射線技師、臨床検査技師、事務職員など

図表28　約30年間の日本の消費者物価指数（総合指数）の推移

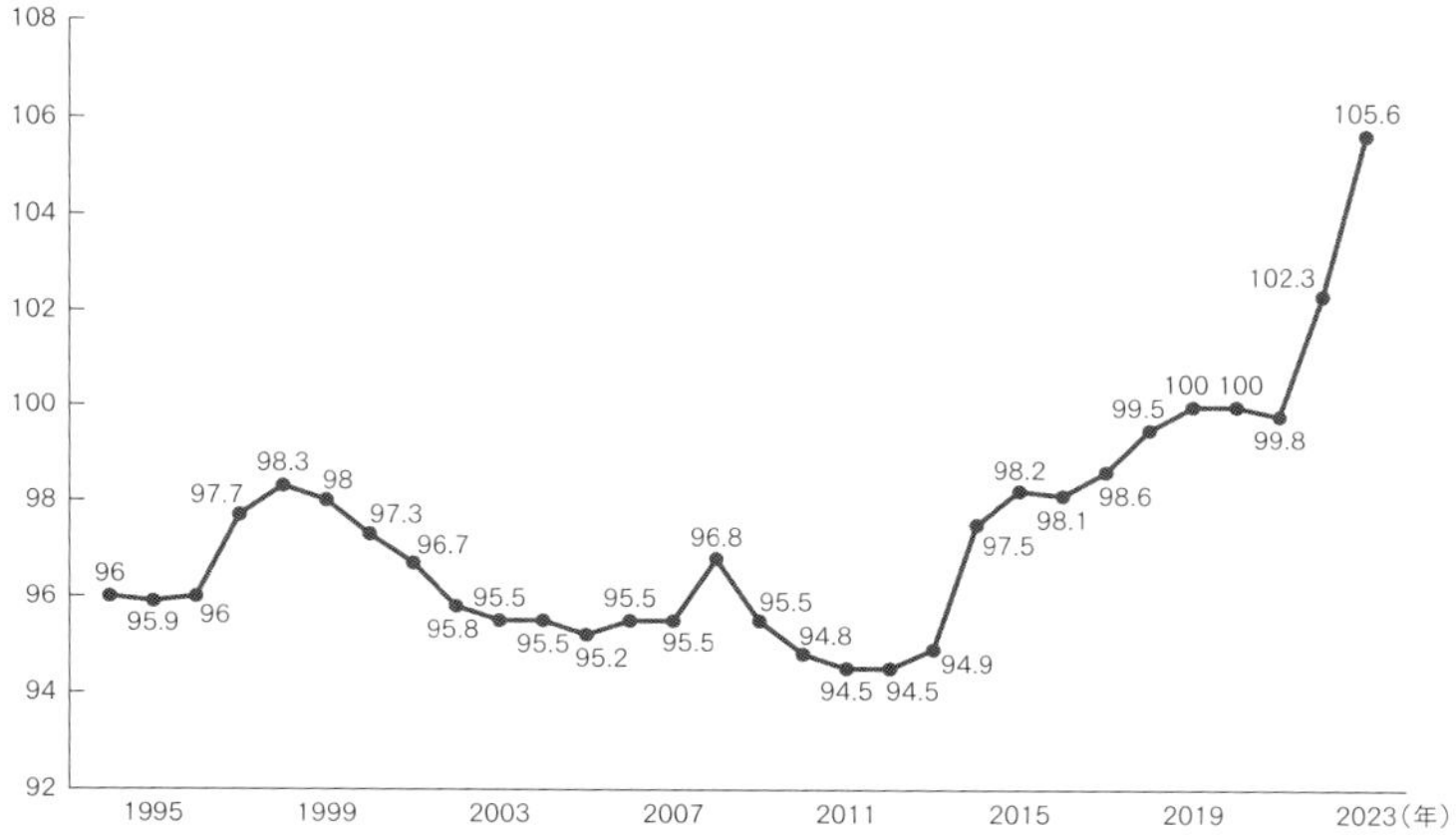

【出典】明治安田生命「ライフフィールドマガジン」

の人件費や治療や処置に使う医薬品費、CTやMRIなどの医療機器費と包帯、注射器などの医療材料費、そして水道光熱費や通信費などの設備関係費などです。つまり、診療報酬は医療機関を当たり前に運営していくためには欠かせないお金です。そのお金を削られると、医療機関はまともな運営ができなくなります。特にここ数年、原材料価格の高騰などですべての物の値段が上がっているなか、診療報酬を前回並みに据え置かれるだけでも「今までできていたこと」ができなくなります。ここが大きなポイントです。

例えば、医薬品費や医療機器費が足りなくなれば、医師の意図した医療行為ができにくくなります。そろそろ買い替えるべき検査機器の買い替えが先延ばしになれば、診断の精度に影響が出ます。

人件費が足りなくなると、今まで一緒に働いていたスタッフを減らさなければならなくなります。それによって日常業務が円滑に回らなかったり、患者に提供できていたサービスが提供できなくなったりします。熟練のスタッフがいなくなれば、医療の質や安全性の低下にもつながります。勤務医に欠員が出ると、一つの診療科を閉鎖しなければならなくなるかもしれません。それまで受けていた救急外来も受けられなくなる恐れがあります。また、少子高齢化による労働者の減少なども相まって、医療現場で募集をかけても人が来ないという状況に陥っています。政府が最低賃金を引き上げたり、政府の働きかけに応えたりする形で大企業などが従業員の給与のアップを実施してきています。そのため、対策として医療機関でも賃金を上げて募集することになり、人件費上昇が深刻な問題となっています。私の周辺の同業者には、募集で人が集まらないことを理由に閉院を真剣に考えるケースも出始めています。

従って、世の中のさまざまな物の値段が上がるなか、診療報酬だけが抑制され続けると、病院や診療所などの運営に支障が出て、患者に提供できる医療が質・量ともに低下し、結局は患者の不利益につながります。日本の医療を質・量ともにこれまでどおり維持していくには最低限、物価上昇分の引き上げはぜひとも必要です。

私も一人の開業医であり、この件については利害関係者にあたるため強くは言えませんが、診療報酬引き上げを訴えている医師は、なにも自分の報酬を上げてほしくて言っているのではありません。今までどおりの医療を行うために、今までどおり患者の役に立ちたいために声を上げているのです。そのあたりを誤解している人がまだまだ多いことは、私としても残念でなりません。

第四章

「医療費抑制」を名目にした国の愚策②

医療費を抑えるために
医学部の定員数を減らす

医療費抑制のため、医師数と医学部定員を減らしていく

日本では、医師になるには一つのルートしかありません。すなわち、大学医学部に進学して6年間の専門教育を受け、卒業年に医師国家試験に合格して医師免許を取得し、卒業後2年間の初期臨床研修を終えること。これが今日、医師になるための絶対条件です。わが国の医師国家試験の受験資格は、「大学において医学の正規の課程を修めて卒業した者」(医師法第11条)と定められており、大学医学部の卒業生(卒業見込み含む)しか国家試験を受けられません。ゆえに、外国の医学校を卒業した人、外国で医師免許を取得した人を除き、大学の医学部卒業は必須です。また2004年から、「診療に従事しようとする医師は、2年以上、都道府県知事の指定する病院または外国の病院で厚生労働大臣の指定するものにおいて、臨床研修を受けなければならない」(医師法第16条の2)と定められたため、卒業後2年間の初期臨床研修も必須となっています。さらに近年では、この初期臨床研修を終えたあと、専門医の資格を取るために、プラス3~5年の後期研修を受けることが主流になりつつあります。つまり、医師として独り立ちするまでには、大学医学部

に入学後8～10年以上かかる計算になります。

第二次大戦前まで、わが国における医師の養成は、旧制大学と旧制医学専門学校（医専）の2系統で行われていました。それが1949年の学制改革により、医師の養成は大学医学部に一本化されます。

医師になるには、右で紹介した一本道しかないため、国はこれまで大学医学部の入学定員数を増減することで、国内の医師数をコントロールしてきました。具体的には、厚生労働省医政局が文部科学省高等教育局と連携しつつ、検討会を開いて有識者、日本医師会、大学など関係各位の意見を聴取し、次年度以降の定員数の目安を決め、最終的には大学設置基準等の改正により決定していきます。

戦後から今日までの、医学部定員の変化を見ていきます。

国民皆保険制度が確立した1961年当時、大学医学部の数は43校（国立22校、公立8校、私立13校）で、入学定員は43校合わせて2840人でした。その後、国民皆保険制度が浸透していくにつれて、国民の医療ニーズが高まり「医師が足りない」という声も出始めます。

1970年、戦後初となる国立大学医学部が秋田大学に設置されると、秋田県同様にそれまで大学医学部のなかった県では「医学部待望論」が高まりました。その声を受けて、厚生省は人口10万人あたり150人の医師が必要であると試算し、それを実現するためには医学部の定員を6000人にまで引き上げる必要があると提言します。

そのほか1970年代には、北里大、杏林大、川崎医科大、帝京大、聖マリアンナ医科大、愛知医科大、兵庫医科大、自治医科大、獨協医科大、埼玉医科大、金沢医科大、福岡大、東海大、近畿大、産業医科大と私立の医大が15校新設され、国公私立を合わせて国内の医大は79校へと一気に増えました。入学定員も1981年には8280人にまで急増しました。これで日本のすべての都道府県に医大が設置され、国民皆保険制度をしっかり支える体制が整ったといえます。

ところが、期せずして同じ1981年、鈴木善幸内閣が掲げた「増税なき財政再建」を達成すべく、長く経団連会長を務めた土光敏夫氏が第二次臨時行政調査会の会長に就任します。質素な暮らしぶりから〝メザシの土光さん〟の異名を取る土光氏は、行財政の無駄を徹底的に暴いていきました。のちに〝土光臨調〟とも呼ばれたこの調査会は、国鉄の分割民営化（現・JR東日本、JR東海、JR西日本など）、日本電信電話公社の民営化（現・NTT）、日本専売公社の民営化（現・日本たばこ産業）を提言したことでも知られています。

この土光臨調は、実は大学医学部の定員についても言及しています。1982年7月の臨時行政調査会「行政改革に関する第三次答申」で、「医師については、過剰を招かないよう合理的な医師養成計画を樹立する」と指摘しているのです。その答申を受けて、当時の鈴木善幸内閣は「今後における行政改革の具体化方策について」のなかで、「医師については、全体として過剰を招かないように配慮し、適正な水準となるよう合理的な養成計画の確立について政府部内において検討を進める」としました。こうして、早くも医学部定員見直しの気運が生まれてしまったのです。

それに追い打ちをかけたのが、1983年に発表された「医療費亡国論」です。「このまま医療費が増え続ければ国家がつぶれるという発想さえ出てくる」と、当時の厚生省保険局長が書いた論文は、厚生省や大蔵省の官僚たちの考え方や行動規範に大きな影響を与え続けました。その結果、それまでに20年以上かけて着実に増えてきた大学医学部の定員は抑制・削減の方向に向かいます。

特に私が注目しているのは、1986年の厚生省「将来の医師需給に関する検討委員会」の最終意見です。今日でも閲覧できるその最終意見を読むと、「昭和100年（平成37年＝

令和7年＝2025年）には医師の1割程度が過剰」という将来推計の妥当性はさておき、「医師数の増加が医療需要を生み出し、医師数の増加に伴う医療費の増嵩《ぞうすう》についての影響は、病院勤務医1人当たり年8000万円、開業医1人当たり6000万円になるという試算もある」というくだりです。厚生省は結局「医師が過剰になって医師本人が困窮すること」を恐れているというより「医師数の増加が国民医療費の増加につながること」を恐れているのだと推察できます。

ともあれ、厚生省と文部省の提言どおり、医学部定員は1987年から削減され始めます。毎年少しずつ数を減らしていきましたが、1997年の閣議決定（第二次橋本内閣）では「大学医学部の整理・合理化も視野に入れつつ引き続き医学部定員の削減に取り組む」と、定員削減について改めて念押しをしています。国（厚生省）はまるで、「医学部定員削減」に関して強迫観念にとらわれているかのようです。

こうして、1981年には8280人だった医学部定員は、1998年には7640人に、1999年には7630人に、2003年以降2007年までに7625人へと減少していきました。ピーク時の8280人から、最終的には655人も減少したことになります。

一転して、医学部定員を増員した理由

国も厚生省も、医師の増加は将来的に国民医療費の増加につながると考え、1987年以降は大学医学部の定員を削減していきました。しかし2008年から国はそれまでの方針を大きく変え、医学部定員の増加に舵を切ります。

そのきっかけとなったのが、2004年から医師になるために必修化された、医師免許取得者対象の初期臨床研修です。医学部卒業生を対象にした研修制度は、ずっと以前から存在していました。最初は戦後間もない1947年から始まったインターン制度です。戦中戦後にかけて、わが国では医師を即席かつ大量に養成したため、医学部卒業生といえども、その知識や技能に問題のある者が多かったのです。そこで医学部卒業後、医師国家試験を受ける前に1年間インターンとして働き、臨床の現場で最低限必要な知識と技量を身につけてから、国家試験に臨ませることにしたのです。

しかし、このインターン制度には大きな問題がありました。インターンは医師免許取得前なので医師ではなく、実際に医療行為をさせた場合、厳密には医師法違反になります。もし医療事故が起きた場合、誰が責任を取るのかという問題もあります。また、インター

ンは基本的に無給だったため、本人からすれば、1年間の生活費をどうやって賄うかという問題も必ず発生していました。

それらの諸問題を解決すべく、インターン制度を廃止して1968年から始まったのが医師臨床研修制度です。この制度に移行してからは、まず医学部卒業の時点で医師国家試験を受けさせ、医師免許を取得したあとに臨床の現場で研修を受けることにしたのです。この研修は必修ではなく努力義務でしたが、いきなりたった一人で患者と接するのはやはり不安なため、医学部卒業生の多くがこの研修に参加しました。研修期間は基本的に2年間です。ただし、あくまで努力義務だったので、受け入れる側の病院もきちんとしたプログラムやカリキュラムを用意しているわけではなく、研修医を受け入れる病院ごとに研修の量と質がバラバラなのは大きな問題でした。また、基本的には自分が学んだ母校の大学病院で研修を受けたため、限られた人間関係のなかで、また限られた診療科のなかでの研修になったため、研修で広い視野を身につけることはできにくい環境でした。さらにいえば、大学病院は医療施設や機材が充実しているため、あとに医療資源の乏しい地域医療に行くと戸惑うケースも多かったのです。

そういった点を改めるべく、2004年からスタートしたのが、初期臨床研修です。今度の研修は必修となったので、国の関与が強まり、研修プログラムの内容や指導体制などもある程度平準化されるようになりました。また、それまでの研修先は「自分の母校」というケースが多かったのですが、その場合、地域や診療科が限定される恐れがあるため、研修医と研修先を多角的に結びつけられるよう、双方のニーズに沿うようなマッチング制度が導入され、内科6カ月、外科3カ月、救急3カ月、小児科1カ月……のようにできるだけ多くの診療科を経験できるよう、プログラムもスーパーローテート方式が採用されました。さらに、研修期間中は生活のためにアルバイトをしなくてもいいように、研修医にも一定の給与が支給されるようにもなりました。

実はこの新たな研修制度が導入されたことで、実際の医療現場も少なからず影響を受けました。まずマッチング制度の導入によって、研修医は都市部により多く集まるようになりました。地方大学出身の研修医も、地元や大学に縛られることなく、自由に研修先を選べるようになったからです。また、大学病院には以前のように研修医が集まらなくなりました。公立私立の多くの病院が研修病院として名乗りを上げたためです。

これにより、地方の病院では医師不足がより深刻化しました。大学病院、特に地方の大学病院は、これまで研修に来ていた研修生が離れていってしまったので、地域医療のために近隣病院に医師を派遣する余力がなくなってしまいました。これまで大学病院から医師を派遣してもらっていた地方の病院は、従来どおり医師を派遣してもらえなくなったため、一部の診療科を閉鎖するなどの措置を取らざるを得なくなりました。それが患者数の減少につながり、病院の経営状態はさらに悪化していきます。

このように、新たな臨床研修を導入した結果、医師の多い地域と少ない地域ができてしまいました。以前から存在していた「医師の地域偏在」が、さらに進んだのです。そのため、地域によっては医師不足がより深刻化し、国も医学部定員を暫定的に増やす改善策を提示せざるを得なくなります。それが2006年から始まった「新医師確保総合対策」です。この対策では、特に医師不足が深刻な青森、岩手、秋田、山形、福島、新潟、山梨、長野、岐阜、三重の10県に各最大10人ずつ、2008年から最大10年間に限り、医学部定員を増員することにしました。

ただし、この暫定的な定員増員を認めてもらうには、次の三つの措置を講じなければなりませんでした。

ア　当該県の増員後の医学部定員の5割以上の者を対象として、同一県内または医師不足県での特に医師確保が必要な分野（救急医療等確保事業）における一定期間の従事を条件とする奨学金の設定。この場合、地元出身者以外の奨学金被貸与者の割合の上限は6割とする。

イ　養成増を必要とする県が、奨学金を貸与する医師の卒業後の活用・配置の計画を策定し、国（厚生労働省）に協議。

ウ　地域に必要な医師の確保の調整も含めた医療計画と医療費適正化計画の国への事前協議。

つまり、増員を認めてほしい県は、医学部卒業後に同県またはほかの9県で一定期間、救急医療等人手が足りない分野で医師として従事してもらうことを条件に、定員の5割以上の学生に奨学金を設定しなければなりません。しかも、そのうち県外からの学生は最大でも6割以下とすること、逆にいえば奨学金対象には地元出身者を4割以上入れなければならないという、かなり厳しめの条件が付けられていました。また、奨学金を貸与した医師の処遇については国も口を出すことと、あくまでも医療費適正化を遵守した計画を立てることも条件でした。こんなところにも「医療費適正化」の文言を入れるほど、国（厚生労働省）は国民医療費に神経をとがらせていることがよく分かります。

また、この「新医師確保総合対策」では、自治医科大学についても最大10人、最大10年の定員増を認めています。自治医科大学はもともと特殊な医大であり、入学生には卒業後の9年間、自分の出身地である都道府県で勤務することが義務づけられています。この大学における定員増はそのまま、地域の医師不足を解消する効果があると国も考えているわけです。

医学部定員の増員が続く

しかし、この2006年の「新医師確保総合対策」は、限定的な成果しか上げられませんでした。医師不足が特に深刻な青森、岩手、秋田、山形、福島、新潟、山梨、長野、岐阜、三重の10県については手当てしたものの、ほかの地域からも「医師不足をなんとかしてほしい」という切実な要望が多数、国に寄せられるようになったからです。

そこで国は、翌2007年にも医師不足対策に注力せざるを得なくなりました。それが2007年の「緊急医師確保対策」です。2007年5月31日、政府・与党は次のようなメッセージを「緊急提言」のような形で発信しました。

医師確保対策については、平成19年度予算においても、その拡充を図り、新たな対策を進めている。しかしながら、全国各地の医師不足を訴える声は日増しに大きくなっている。その声を深刻に受け止め、地域に必要な医師を確保していかなければならない。

医療は地域生活に欠くべからざるものであり、誰もが地域で必要な医療を受けられるよう、また、地域の医療に従事する方々が働きがいのある医療現場をつくっていけるよう、万全を期したい。

このため、「地域の医療が改善されたと実感できる」実効性のある更なる以下の緊急対策を講じる。

1. 医師不足地域に対する国レベルの緊急臨時的医師派遣システムの構築

医師不足地域に対し、都道府県からの求めに応じ、国レベルで緊急臨時的な医師の派遣を行う体制を整備する。上記の実施に伴い、規制緩和等の所要の措置を講じる。

2. 病院勤務医の過重労働を解消するための勤務環境の整備等

病院勤務医の過重な労働を解消するため、交代勤務制など医師の働きやすい勤務環境の整備、医師、看護師等の業務分担の見直し、助産師や医療補助者等の活用を図る。また、特に勤務が過重で、深刻な医師不足の現状にある地域医療を支える病院への支援を充実する。さらに、一次救急を含めて地域医療を担う総合医の在り方について検討する。

3．女性医師等の働きやすい職場環境の整備

出産や育児による医師等の離職を防止し、復職を促すため、院内保育所の整備など女性の働きやすい職場環境の整備を図るとともに、女性医師の復職のための研修等を実施する病院等への支援や女性医師バンクの体制を充実する。

4．研修医の都市への集中の是正のための臨床研修病院の定員の見直し等

大学病院を含む医師臨床研修病院の臨床研修制度の在り方や定員の見直し等を行うことにより、都市部の病院への研修医の集中の是正に取り組む。また、臨床研修後の専門医に向けた研修の在り方についても、地域医療への従事や医師派遣の仕組みと関連付けて検討する。

5．医療リスクに対する支援体制の整備

産科補償制度の早期実現や、診療行為に係る死因究明制度（医療事故調査会）の構築など、医療リスクに対する支援体制を整備する。

6．医師不足地域や診療科で勤務する医師の養成の推進

地域や特定の診療科で医師が不足している現状に対応し、奨学金を活用して都道府県が定める地域や診療科に確実に医師が配置できるための医師養成数の緊急臨時的な増加を行う。さらに、地域の医療に従事する医師数の増加を図るため、医学部における地域枠の拡充を図るとともに、医師養成総数が少ない県においては、医師の養成数を増加させる。また、臨床医を養成する医育機関の在り方についても検討する。

これらの緊急医師確保対策は、まさに緊急に実行されました。メッセージを発信したのは5月31日でしたが、6月26日には、**緊急対策1**を行うため、国レベルの緊急臨時的医師派遣システムにより、医師不足が深刻な6病院に医師派遣の第一弾を送っています（予算措置29億6800万円）。

また、**緊急対策2**については、交代勤務制等の導入を支援するための補助事業を拡充するなどとして、予算措置13億2100万円、**緊急対策3**については、病院内保育所、女性医師の復職研修、女性医師バンクなどに23億2800万円、緊急対策4については、医師不足地域での研修を支援する補助事業創設など25億3700万円、緊急対策5については、日本医療機能評価機構で「産科補償制度」を検討してもらうなど2億2500万円、緊急対策6については、都道府県知事が指定する医療機関で勤務する医師を確保できるよう、医学部定員を各都府県プラス5人、北海道プラス15人増員することが決定されました。前年に10県で医学部定員を最大10人ずつ増員したのに加え、この年は全都道府県で定員増員を実行したのです。

医学部入学定員の増加計画は、受験生らへの周知期間を含め、おおむね2年先に実現します。そこでまず、2006年の新医師確保総合対策で医師不足が深刻な10県で定員増としたところ、2008年の医学部入学定員は、2007年の7625人から168人増（国立75人・公立73人・私立20人）の7793人になりました。また、2007年の緊急医師確保対策により、2009年の医学部定員は前年の7793人から693人増（国立363人・公立59人・私立271人）の8486人になりました。1980年代のピーク時の8280人を超えたことになります。

医学部・定員数削減からの方針転換

国は2006年以降、暫定的に医学部定員の増員に踏み切りましたが、それでも、地方の医師不足はなかなか解消しませんでした。

地方の医師不足について言及するとき、しばしば「医師の地域間の偏在」という言い方がされます。地域によって医師の数が多いところ、少ないところのばらつきがある、という意味です。こうした言い方をするとき、国全体としては医師の数が足りているものの、医師が都市部にばかり集中しているせいで、人口の少ない地域で医師不足が起きている、という発想が根底にあるようです。地域ごとに医師の数がばらけているのが事実だとしても、では国全体として医師の数が本当に足りているのか、そのあたりはしっかり見極めなければなりません。

また、「医師の診療科間の偏在」ということも、しばしば問題になります。こちらは、内科や外科など、診療科ごとに医師数にばらつきがあることを意味します。

例えば、2008年時点での各診療科の医師数を「1」とすると、2022年の時点でリハビリテーション科の医師は1・6倍、形成外科は1・5倍、麻酔科は1・4倍に増えています。一方、外科は1・0倍でほとんど増えていません。耳鼻咽喉科や眼科も1・1倍未満にとどまっていて、小児科や産婦人科も伸び悩んでいます。つまり、今の時代においては、外科医、耳鼻咽喉科医、眼科医、小児科医、産婦人科医が相対的に不足しているといえます。

医学部を卒業し、医師国家試験に合格して医師になった人がどの診療科を選ぶかは、本人の自由です。しかし、診療科間で医師の偏在が激しすぎると、数の少ない診療科に患者が集中してしまい、その診療科の医師の負担が大きくなってしまいます。患者側にしても、診てほしい診療科に患者が殺到すると、自分が受診するまで長い時間がかかってしまい、不利益が生じます。ゆえに、社会全体としては、医師の診療科間の偏在も是正しなければなりません。

ともあれ、地方で医師不足が実際に起きている以上、国としてもなんらかの対策を打つ必要があります。都市部の医師を強引に地方に引っ張っていくことはできませんから、国としては、「足りない」とされている医師を増やすしかありません。

そこで、国は2008年以降においても、毎年医学部の定員を増員し続けることになります。例えば2008年、当時の福田康夫内閣は「経済財政改革の基本方針2008」の

「第5章　安心できる社会保障制度、質の高い国民生活の構築」のなかで、「質の高い医療・介護サービスの確保」と題して次のようにコメントしています。

ドクターヘリを含む救急医療体制の一層の整備を行う。また、産科・小児科を始めとする医師不足の解消や病院勤務医の就労環境の改善のため、女性医師の就労支援、関係職種間の役割分担の見直し、メディカルクラークの配置等を進めるほか、診療科間、地域間の配置の適正化について現行の仕組みにとらわれない効果的な方策を講ずる。その際、これまでの閣議決定に代わる新しい医師養成の在り方を確立する。さらに、今後は、在宅医療等地域で支える医療の推進、医療者と患者・家族の協働の推進など、国民皆で支える医療を目指して、改革を進める。

「これまでの閣議決定に代わる新しい医師養成の在り方を確立する」という部分については次のような説明があります。

「財政構造改革の推進について」(平成9年・1997年6月3日閣議決定)において、

「大学医学部の整理・合理化も視野に入れつつ、引き続き、医学部定員の削減に取り組む」とされているが、早急に過去最大程度まで増員するとともに、さらに今後の必要な医師養成について検討する。

これは事実上の方針転換といっていいでしょう。土光臨調を受けての1982年の閣議決定以降、国は医療費抑制政策の一環として「医師数の抑制＝医学部定員の削減」を長らく最重要テーマの一つと位置づけてきました。その方針が26年後の2008年、ついに公に見直されることになったわけです。なお、この2008年から、医師の地域偏在を是正するため、これまでの定員（新たに恒久定員と呼ばれるようになりました）に加え、臨時定員の枠が設けられるようになりました。

翌2009年には、「経済財政改革の基本方針2009」が閣議決定され、そのなかで次のように明記されました。

地域間、診療科間、病院・診療所間の医師の偏在を是正するための効果的な方策及び医師等人材確保対策を講ずる。

この方針を具体化したのが、医学部定員増員のための、次の三つの枠組みです。

①地域の医師確保の観点からの定員増

都道府県が地域医療再生計画に基づき奨学金を設け、大学が地域医療を担う意思を持つ者を選抜し地域医療等の教育を実施。

②研究医のための定員増

複数の大学と連携し、研究医養成の拠点を形成しようとする大学で、研究医の養成・確保に学部・大学院教育を一貫して取り組む各大学3人以内の定員増。

③歯学部入学定員の削減を行う大学の特例による定員増

歯学部を併せて有する大学が当該歯学部の入学定員を減員する場合の定員増。

これらの増員期間は平成31年度（2019年度）まで。

2010年には、この三つの枠組みに沿って定員が360人増員しました。地域の医師を確保するための定員増が313人（国立227人・公立25人・私立61人）、研究医養成のための定員増が17人（国立13人・私立4人）、歯学部入学定員の削減を行う大学の特例で定員増30人（国立25人・私立5人）です。なお、ここでいう「研究医」とは、患者を診察する臨床医（ほとんどの医師は臨床医です）ではなく、疾病や新薬などの基礎研究を専門に行う医師のことです。近年、わが国では医学分野の基礎研究に取り組む医師が減っていて、基礎医学分野における日本の国際競争力も低下しているため、研究医のなり手を確保するためにこの研究医枠が設けられました。

その後、医学部の定員は毎年のように閣議決定を経て増員を続け、2013年度には9000人の大台を突破し、2015年度には9100人を超え、2017年度には9420人にまで増員されました。翌2018年度は9419人、翌々2019年度は再び9420人となり、この3年間が定員数のピークでした。

当分は現状維持だが、減員は諦めず

2019年は、「経済財政改革の基本方針2009」で定めた、地域の医師確保の観点からの定員増、研究医のための定員増などの最後の年にあたります。そこで国（第四次安倍晋三内閣）は、その前年の2018年、「経済財政運営と改革の基本方針2018」を

6月に閣議決定して、医学部定員について次のように言及しました。

2020年度、2021年度については、2019年度の医学部定員を超えない範囲で、その必要性を慎重に精査しつつ、暫定的に現状の医学部定員を概ね維持する。2022年度以降については、定期的に医師需給推計を行った上で、働き方改革や医師偏在の状況等に配慮しつつ、将来的な医学部定員の減員に向け、医師養成数の方針について検討する。また、医師の働き方改革について、地域医療の提供への影響等を検証しながら、検討を進める。

こうした政府の方針は、同じく第四次安倍晋三内閣で次の年の「骨太の方針2019」にも引き継がれます。

医師偏在指標を活用し、臨床研修や専門研修を含む医師のキャリアパスも踏まえた実効性のある地域及び診療科の医師偏在対策を推進する。2022年度以降の医学部定員について、定期的に医師需給推計を行った上で、医学部定員の減員に向け、医師

図表29　医学部入学定員と地域枠の年次推移

○平成20年度以降、医学部の入学定員を過去最大規模まで増員。
○医学部定員に占める地域枠等※の数・割合も、増加してきている。
（平成19年度 173人〈2.3%〉→ 令和4年度 1,736 人〈18. 8%〉）

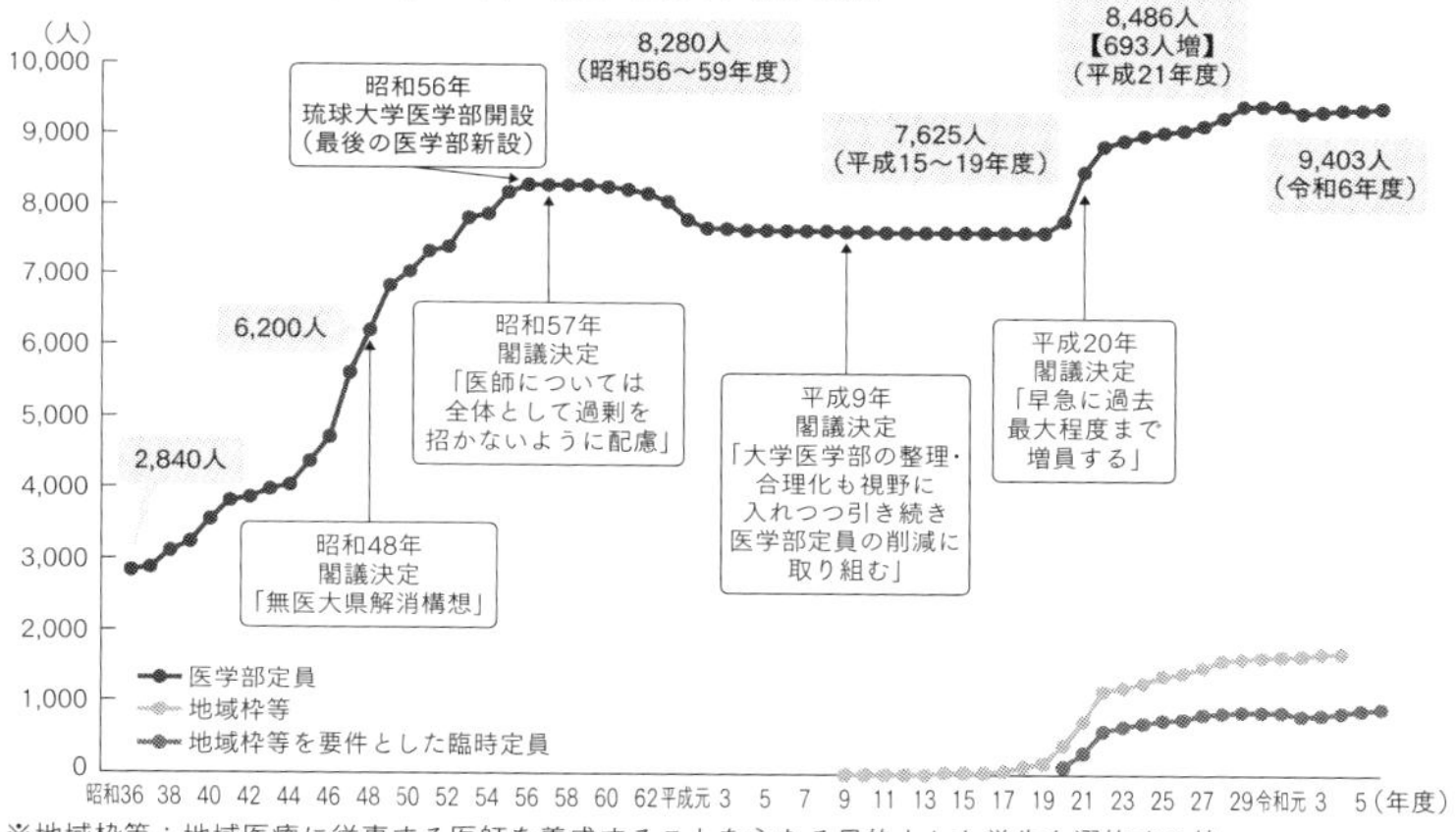

※地域枠等：地域医療に従事する医師を養成することを主たる目的とした学生を選抜する枠

【出典】厚生労働省「令和7年度医学部臨時定員に係る方針について」、文部科学省 高等教育局 医学教育課「これまでの医学部入学定員増等の取組について」

養成数の方針について検討する。

２０２２年度以降についてはほぼ同じ内容ですが、「将来的な」の文言が消え、定員減員に向けてのより強い姿勢がうかがえます。これを読むと、国も厚生労働省も、医学部定員の削減についてまだまだ諦めていないことがよく分かります。

なお、２０１９年度の医学部定員は９４２０人でした。２０１８年の政府方針では、「２０１９年度の定員数を超えない範囲で、現状を概ね維持する」とあり、２０２０年度の定員数は９３３０人、２０２１年度は9357人でした。

また、2022年度以降については、「定期的に医師需給推計を行った上で」との但し書きがあります。医師需給推計とは、現在の医師の就業者数、今後の医学部定員、医師の仕事量、国家試験合格率、再受験率、医籍登録率、三師届出率（医師、歯科医師、薬剤師が2年に1度行うのが三師届）、医籍登録後の就業率など複数のデータから、厚生労働省が独自に推計しているものです。

以上、これまでの医学部入学定員の推移をグラフ化したものが図表29になります。

これから医師過剰の時代が来る!?

2024年3月、「医師養成課程を通じた医師の偏在対策等に関する検討会」の第3回会合が公開で行われました。出席者は遠藤久夫座長（学習院大学経済学部教授）のほか、厚生労働省と文部科学省の担当者、都道府県、医師、病院、大学関係者などウェブ参加を含め約20人です。主な議題は、2026年度の医学部入学定員をどうするか。これについて、各委員からさまざまな意見が出されましたが、最終的には次のような方針が決められました。

近い将来医師過剰になるが、医師の地域偏在が依然として生じている点に鑑《かんが》みれば「医師養成数の激減」を直ちに行える状況にないため、2026年度の医学部入学定員は2024年度水準（9403人）を上限として設定する。

その際、医師偏在が少しでも緩和するよう「医師多数県の定員を削り、医師少数県の定員増に振り向けていく」仕組みを設定するとともに、今後も「実効性のある医師偏在対策」を検討していく――。

「近い将来、医師過剰になる」と検討会が言明している根拠は、厚生労働省による令和2（2020）年度医師需給推計があるからです。こうしたデータを受けて、日本医師会のある委員は「医学部入学定員削減の効果が出るまでには長い時間がかかる（医学部6年、臨床研修2年、専門研修3年など）ことを考慮すれば、なるべく早い段階で『医学部入学定員の削減』に進むべきとの思いもある」と、このときの会合で意見を述べたそうです。

図表30では、医師の供給推計は現在の国内医師数をベースに、2020年度の医学部定

図表30　令和２年度 医師の需給推計について

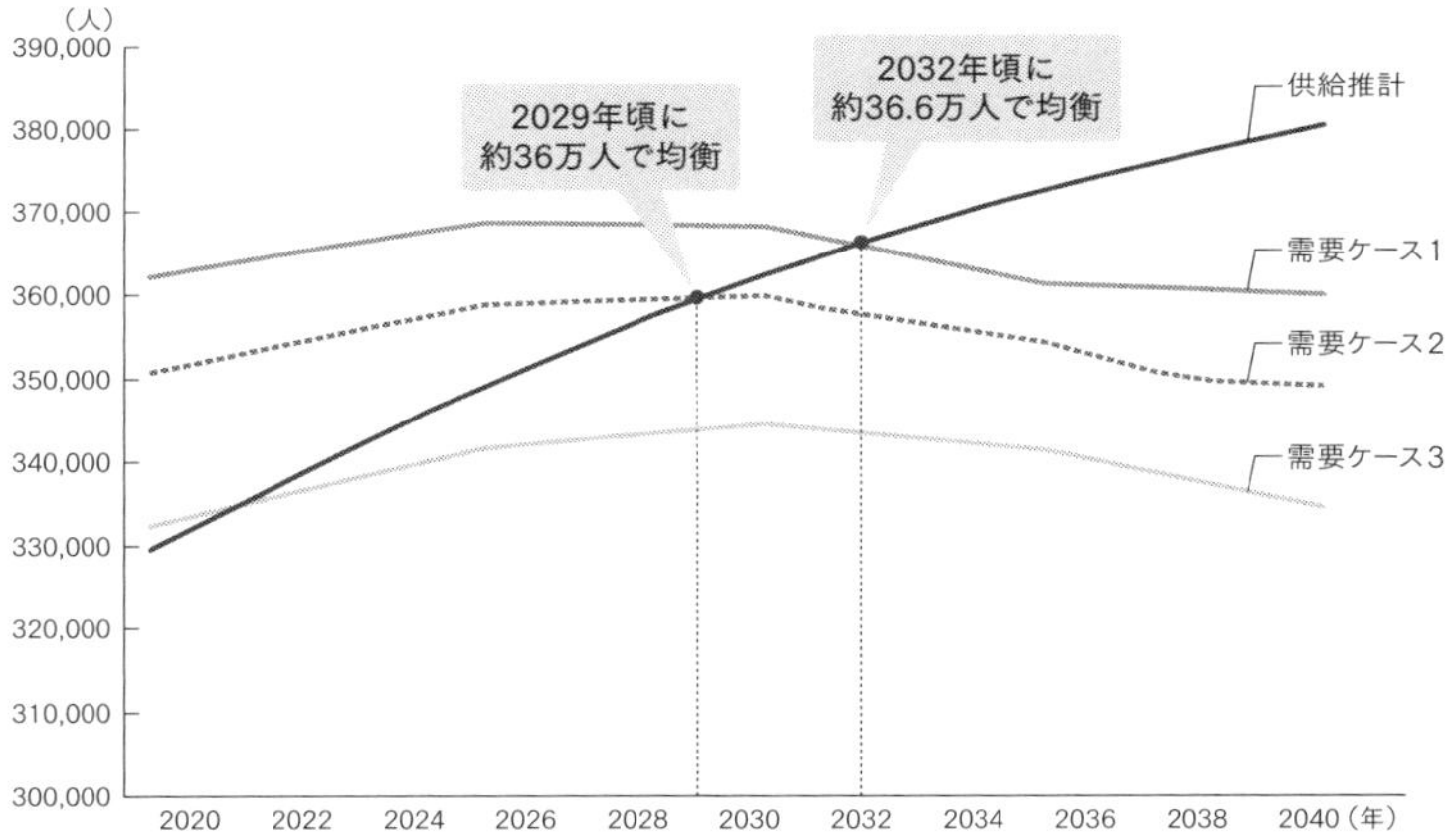

【出典】厚生労働省「令和2年医師需給推計の結果」

員９３３０人が今後も維持されていくと仮定して算出されています。一方、需要ケースのほうは、図表31の三つのケースが想定されています。

需要ケース３は過労死レベルの2倍の過重労働なので、現実的ではありません。そこで、需要ケース２で推計すると、２０２９年頃に「必要な医師数（需要）」と「実際の医師数（供給）」が約36万人で均衡し、これ以降は医師過剰の時代になっていくとしています。また、需要ケース１の場合は、需給が均衡するまでもう少し時間がかかりますが、それでも２０３２年頃には、医師数約36・6万人で需給が均衡し、以後医師が余る状態になるとしています。

図表31　医師の需要ケースの想定

需要ケース1	医師の労働時間を週55時間 ≒ 年間720時間の時間外労働あり
需要ケース2	医師の労働時間を週60時間 ≒ 年間960時間の時間外労働あり
需要ケース3	医師の労働時間を週78.75時間 ≒ 年間1860時間の時間外労働あり

医師が過剰になると、次のような弊害が起こる恐れがあります。

医師が過剰、つまり医師が余る時代になると、医師一人ひとりの生活が苦しくなるため、1人の患者からできるだけ医療費を取ろうと考え、過剰な治療や過剰な投薬が行われる恐れがあります。そうなると患者の負担も増えるし、国民医療費も増えます。何より、過剰な投薬は患者本人の健康を損なう恐れがあります。

また、医師1人あたりが診られる患者数も当然減っていきます。すると、医師としての経験値をなかなか積むことができず、逆にせっかく持っていた技術や技能を錆びつかせることにもなります。そうなると、日本の医療の質そのものが低下して、最悪の場合、医師本人が失業してしまうかもしれません。

はたして、医師過剰の時代は本当に来るのか。私が少し気になっているのは、推計のベースになっているいくつかの数字、例えば現在日本にいる医師の数です。図表30を見ると、2020年時点で33万人ほどいる

図表32　医師数の年次推移

各年12月31日現在

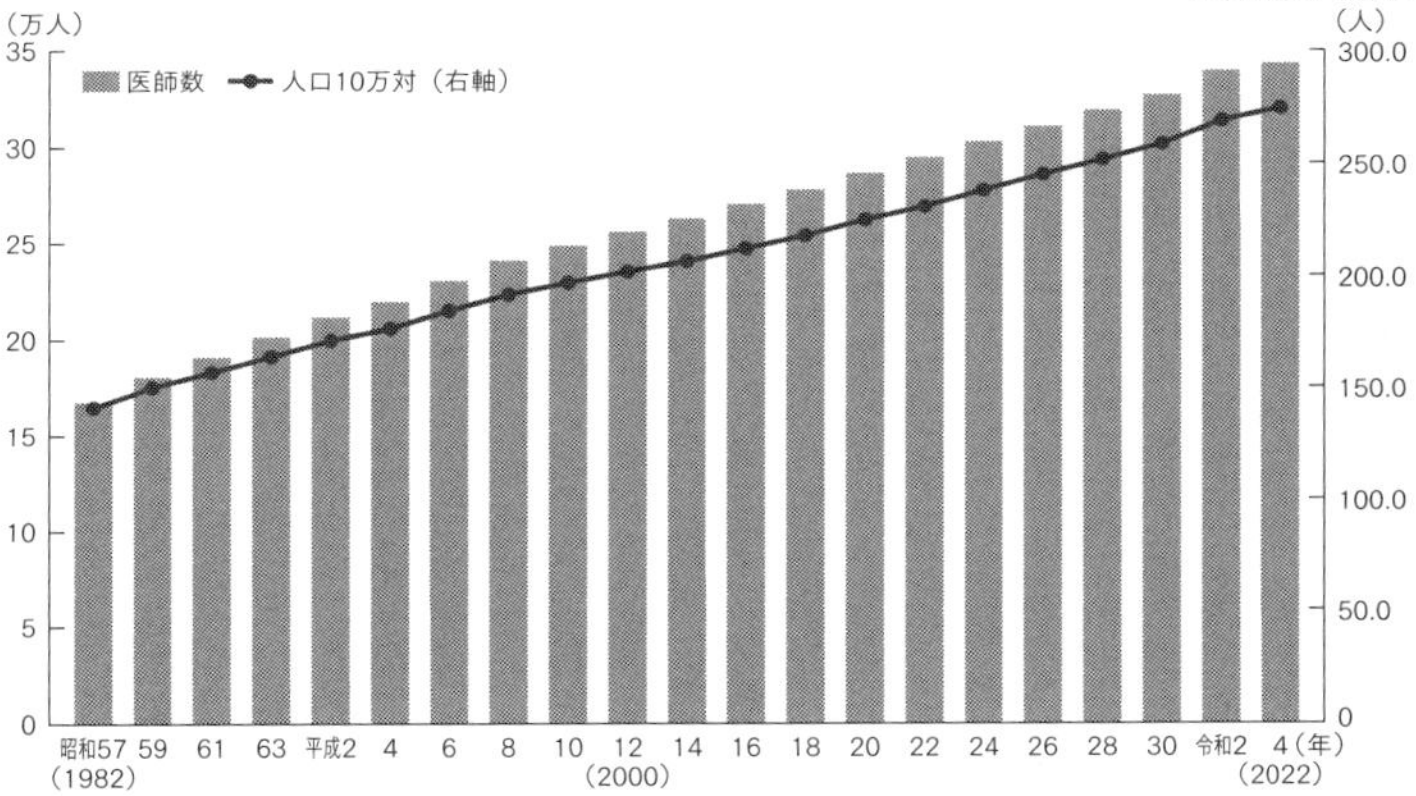

	医師数（人）	増減率（%）	人口10万対（人）
昭和57年（1982）	167,952	…	141.5
59（'84）	181,101	7.8	150.6
61（'86）	191,346	5.7	157.3
63（'88）	201,658	5.4	164.2
平成２年（'90）	211,797	5.0	171.3
4（'92）	219,704	3.7	176.5
6（'94）	230,519	4.9	184.4
8（'96）	240,908	4.5	191.4
10（'98）	248,611	3.2	196.6
12（2000）	255,792	2.9	201.5
14（'02）	262,687	2.7	206.1
16（'04）	270,371	2.9	211.7
18（'06）	277,927	2.8	217.5
20（'08）	286,699	3.2	224.5
22（'10）	295,049	2.9	230.4
24（'12）	303,268	2.8	237.8
26（'14）	311,205	2.6	244.9
28（'16）	319,480	2.7	251.7
30（'18）	327,210	2.4	258.8
令和２年（'20）	339,623	3.8	269.2
4（'22）	343,275	1.1	274.7

【出典】厚生労働省「令和4（2022）年医師・歯科医師・薬剤師統計の概況」

ことになっていますが、これははたして正確なのかということです。

そこで、２０２４年3月に公表された、厚生労働省による「令和４（２０２２）年　医師・歯科医師・薬剤師統計の概況」を見てみました。図表32は医師数の年次推移（最新）です。

これを見ると、２０２２年12月31日現在、日本には34万３２７５人の医師が存在していることが分かります。人口10万人あたり２７４・７人ということになります。

しかしこの数字は全国「届出」医師数です。医師の資格を持っている人は、たとえ現在業務に従事していない場合でも、２年に１度、居住地の都道府県知事を通じて厚生労働大臣に届け出ることが医師法第６条第３項に定められています。この統計にあるのはその数字なので、すでに現役を引退している医師や、産休や子育て中で医業に就いていない医師も含まれています。つまり、実稼働していない医師も相当数含まれていると考えられます。

そこで、資料をもう少し詳しく見ていくと「医師」の内訳も載っていました。医療施設の従事者は32万７４４４人、介護老人保健施設の従事者３２９８人、介護医療院の従事者３５０人です。医療施設・介護老人保健施設・介護医療院以外の従事者で、医育機関の臨床系以外の大学院生や勤務者は、実際には医師として働いていないと思われるので除外すると、医療機関などで勤務医や開業医として働いている人は合計で33万1092人になります。届出数は34万3275人ですから、実際には1万2000人ほど少ない計算になります（医療機関の従事者という届出をしていても、実際には名前だけで、ほとんど働いていないケースもあるとは思いますが……）。

世界的に見て、日本の医師の数は多いのか

世界的に見て、日本の医師数は決して多くありません。むしろ、少ないほうです。欧米先進国など西側諸国が広く加盟しているOECD（経済協力開発機構）の2021年のデータを見ても、日本の「人口1000人あたりの医師数」は2・5人で、OECD加盟37カ国中33位で、OECD平均の3・6人より1人以上少ないことになります。

次に、日本の医学部卒業生の数をOECD諸国と比較してみます。

図表33は人口10万人あたりの医学部卒業生の数（2000年・2019年）、図表34は人口10万人あたりの医学部卒業生数の推移（2000～2019年）です。

まず、人口10万人あたりの医学部卒業生の数を見ると、日本は36カ国中最下位の7・1

人でした。これに対して、ＯＥＣＤ平均は13・２人。日本の２倍近くです。最大はアイルランドの24・８人。日本の３倍以上です。日本の医学部定員は２００８年以降増員しているため、２０００年の５・９人から７・１人へと１人ほど増えていますが、ＯＥＣＤ平均は８・２人から13・２人へと５人も増えているので、日本の医学部定員の増員は極めて抑制的、限定的といえます。

なお、アイルランドの医学部卒業生が飛び抜けて多いのは、このうち半数が留学生だからです。留学生のほとんどは卒業後にアイルランドに残留せず、自国や他国で研修を受け、研修を受けた国で医師になるケースが多いといいます。

図表34の医学部卒業生数の推移を見ると、日本の〝低空飛行〟が目立ちます。欧米諸国は、日本ほどではないにしろ確実に高齢化が進んでいるので、それに合わせるかのように医学部卒業生を増員しています。それに対して、最も高齢化が進んでいる日本だけあまり数が増えていないのは、かえって不自然に見えます。そこに、医学生＝医師をどうしても増やしたくないという、国（厚生労働省）の強固な意志を感じます。

ちなみに、イタリアだけ医学部卒業生が急増しているのは、イタリア政府と保健省の意向によるものです。医師の高齢化が進んでいるイタリアでは、将来的に医師不足になるこ

図表33　OECD各国における人口10万人あたりの医学部卒業生の数

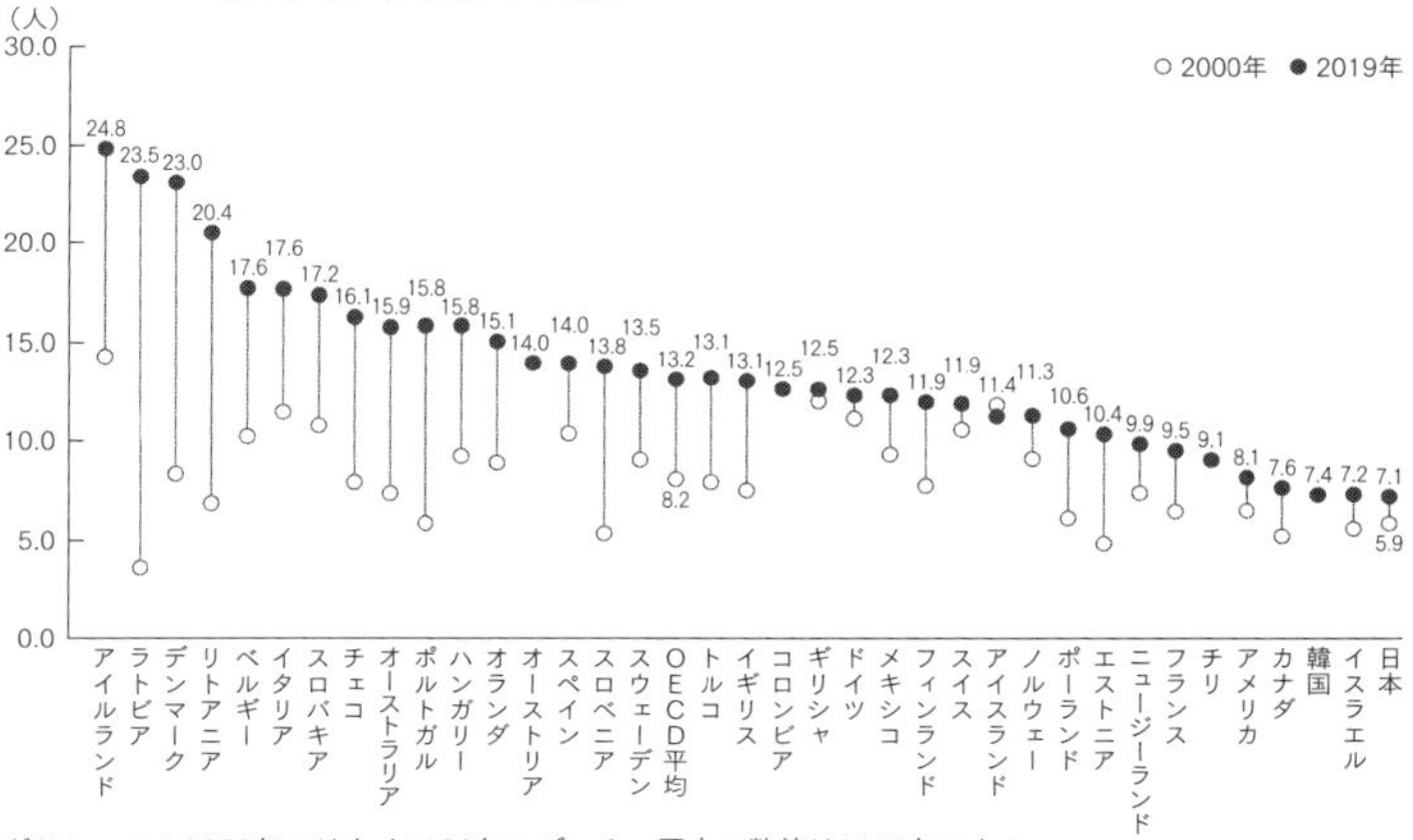

ギリシャのみ2000年ではなく1999年のデータ。図中の数値は2019年のもの。

図表34　主要国の人口10万人あたりの医学部卒業生数の推移

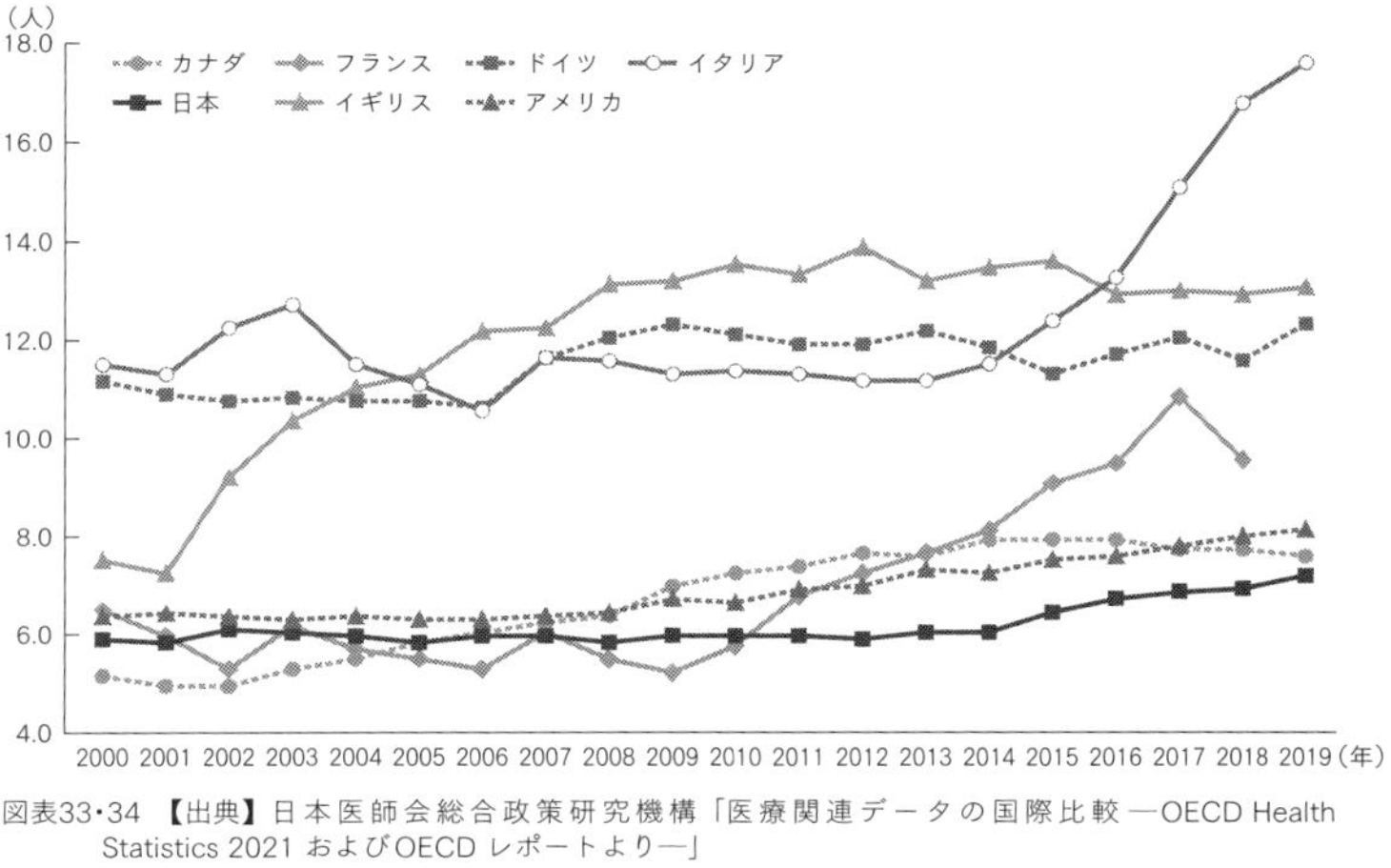

図表33・34 【出典】日本医師会総合政策研究機構「医療関連データの国際比較 —OECD Health Statistics 2021 およびOECD レポートより—」

図表35　OECD各国における医師総数に占める65歳以上の医師の割合

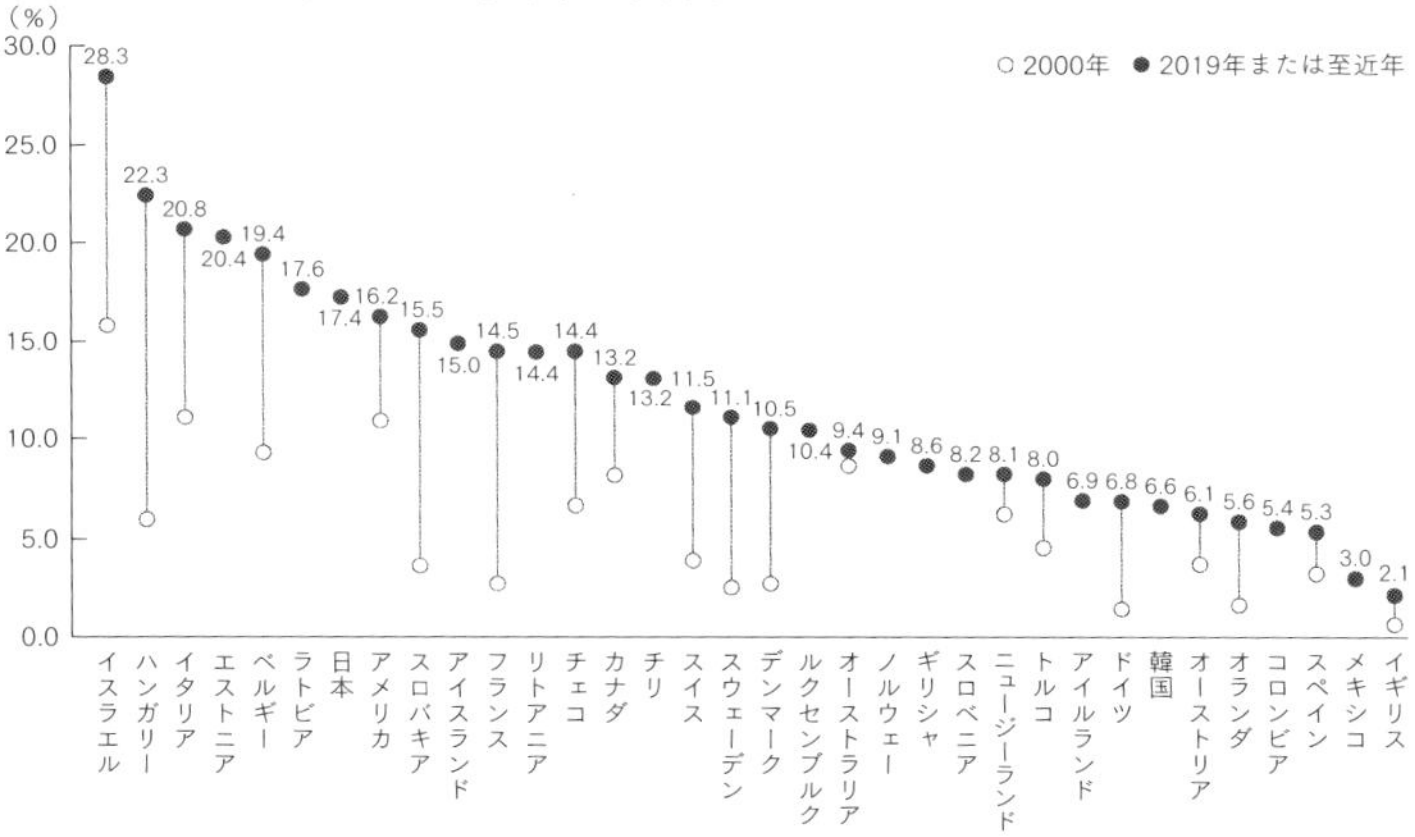

日本は2000年および2018年データ（重なっている）。図中の数値は2019年または至近のもの。ドイツは66歳以上の医師数の割合。アイスランドは65〜70歳の医師の割合。国や年によって年齢階層別のデータが存在しない場合もある。

【出典】日本医師会総合政策研究機構「医療関連データの国際比較 —OECD Health Statistics 2021 およびOECD レポートより—」

とが懸念されるため、保健省が教育大学研究省に要望して、医学部定員を大幅に引き上げたのだそうです。

そこで次に、医師総数に占める65歳以上の医師の割合をOECD各国と比べてみます。それが図表35のグラフです。

これを見ると、日本は17・4%で、高齢者の割合は34カ国中7番目に高くなっています。イタリアを見ると、医師の高齢化は日本よりも進んでおり、イタリア政府が医学生を増員する政策を取っていることも理解できます。高齢化が進みながら医学部増員に消極的な日本とは対照的です。

世界的に見ても、日本は医師の数が極端に多いわけではありません。全体的に見れば、むしろ少ないほうだといえます。世界一高齢化が進んでいる国だということを考えれば、もっと多くても不思議はありません。

一方、医学部の定員は2008年以降、増員基調です。2013年以降は毎年9000人台で推移しており、これは1980年代のピークだった8280人を大きく上回ります。にもかかわらず、地方では依然として「医師不足」が叫ばれていて、地域間における医師の偏在はなかなか解消されません。

私は、1985年から2007年にかけての22年間、国が「医療費亡国論」を恐れるあまり、医学部の定員をずっと少なく抑え続けてきたことが、尾を引いているのではないかと考えています。特に1988年以降の20年間、定員はずっと7000人台でした。もし、実際に必要な人数より年間1000人ずつ少なかったとすれば、20年間で2万人の医師が失われたことになります。1988年に入学した医学生は今54歳、2007年に入学した医学生は今35歳です。もし定員を削減していなければ、今現在、35〜54歳という働き盛りの医師があと2万人いたはずなのです。1人の医学生が一人前の医師になるまでに10年かかることを考えると、この失われた20年間のツケは意外に大きいはずです。

にもかかわらず、国も厚生労働省も、また医師や病院などの関係団体も、「医学部の定員をできるだけ早く削減せよ」といまだに言い続けています。彼らは「医師の数は十分に足りている。ただ、偏在しているのが問題なのだ」と考えているようです。しかし私は、「偏在もしているし、数も足りていない」と考えています。

第五章

「医療費抑制」を名目にした国の愚策③

後期高齢者医療制度で増加する高齢者からカネをむしり取る

後期高齢者医療制度とは

国民医療費に関して、国や厚生労働省が頻繁に使うフレーズがあります。それが「医療費の適正化」です。言葉だけ聞けば、あるいは字面だけ見れば、国民にとって何かプラスになることをやってくれそうなイメージがありますが、実はそうではありません。彼らが言うところの「医療費の適正化」とは、「国や事業者（企業）の負担を減らすこと」あるいは「保険料や患者の自己負担を増やすこと」にほかなりません。私たち国民は、こうした国や厚労省の欺瞞《ぎまん》をはっきりと見極めておく必要があります。

これまで数十年にわたって診療報酬を低く抑えてきたのも、病院のベッド数を規制しているのも、後発医薬品を推奨してきたのも、大学医学部の入学定員を一定期間制限してきたのも、国にとってはすべて「医療費の適正化」の一環でした。そして本章で取り上げる「後期高齢者医療制度」も、国・財務省・厚労省の考えた医療費適正化のための施策の一つでした。

後期高齢者医療制度は、2008年4月1日から施行された、わが国の新たな医療保険制度です。75歳以上の高齢者は全員がこの医療保険に組み込まれることになり、保険診療を受ける場合は、この制度のもとで受診しなければなりません。「保険」という名前はついていませんが、事実上は75歳以上の国民が全員加入を義務づけられている医療保険であり、従来存在した被用者保険、国民健康保険などとは次のようにすみ分ける形になっています。

それまで、70歳以上の高齢者は1982年に施行された老人保健法による老人保健制度に基づき、被用者保険や国民健康保険に加入しながら、医療機関での自己負担は1割負担(現役並み所得者は3割負担)に抑えられていました。それが2008年4月1日以降、75歳以上の人は後期高齢者医療制度に組み入れられ、70～74歳の人は前期高齢者として扱われるようになりました。後期高齢者の自己負担は1割負担(現役並み所得者は3割負担)でそれまでと変わりません。一方、70～74歳の前期高齢者は従来の被用者保険、または国民健康保険に加入しながら、窓口負担が2割負担(現役並み所得者は3割負担)と、自己負担率が高くなりました。

ちなみに、医療保険制度における患者自己負担率の推移は図表36のとおりです。

図表36　医療保険制度の患者一部負担の推移

	～昭和47年12月	昭和48年1月～	昭和58年2月～	平成9年9月～	平成13年1月～	平成14年10月～	平成15年4月～	平成18年10月～	平成20年4月～	令和4年10月～
	老人医療費支給制度前	老人医療費支給制度（老人福祉法）	老人保健制度						後期高齢者医療制度	
高齢者（75歳以上）	国保 3割	なし	入院 300円／日 外来 400円／月	入院 1,000円／日 外来 500円／日（月4回まで）＋薬剤一部負担	定率1割負担（月額上限付き） ＊診療所は定額制を選択可 薬剤一部負担の廃止 高額医療費創設	定率1割負担（現役並み所得者2割）		定率1割負担（現役並み所得者3割）	1割負担（現役並み所得者3割）	1割負担（現役並み所得者3割、現役並み所得者以外の一定所得以上の者2割）
高齢者（70～74歳）	被用者本人 定額負担								2割負担（現役並み所得者3割） ※平成26年3月末までに70歳に達している者は1割（平成26年4月以降70歳になる者から2割）	
若人（70歳未満） 国保		3割 高額療養費創設（S48～）		入院3割 外来3割＋薬剤一部負担（3歳未満の乳幼児2割〈H14年10月～〉）		3割 薬剤一部負担の廃止		3割	3割（義務教育就学前2割）	
若人（70歳未満） 被用者本人		定額→1割（S59～） 高額療養費創設		入院2割 外来2割＋薬剤一部負担						
若人（70歳未満） 被用者家族	被用者家族 5割	3割(S48～) →入院2割（S56～） 高額療養費創設 外来3割（S48～）		入院2割 外来3割＋薬剤一部負担（3歳未満の乳幼児2割〈H14年10月～〉）						

（注）・昭和59年に特定療養費制度を創設。将来の保険導入の必要性等の観点から、従来、保険診療との併用が認められなかった療養について、先進的な医療技術等にも対象を拡大し、平成18年に保険外併用療養費制度として再構成。
・平成6年10月に入院時食事療養費制度創設、平成18年10月に入院時生活療養費制度創設
・平成14年10月から3歳未満の乳幼児は2割負担に軽減、平成20年4月から義務教育就学前へ範囲を拡大

【出典】厚生労働省「第154回社会保障審議会医療保険部会　基礎資料」

75歳以上の人は全員強制加入させられる保険

戦後、わが国はさまざまな社会保障制度を導入してきましたが、おそらくこの制度ほど、批判や反対意見が飛び交うなかで施行された制度も珍しいのではないかと思います。

後期高齢者医療制度はなぜ批判されたのか。それはこの制度がそもそもいくつもの矛盾を抱えているうえに、国家の強権的な思想が垣間《かいま》見えるからです。

この制度が導入される前まで、75歳以上の高齢者には、どの医療保険に加入するか、いくつもの選択肢がありました。75歳でも現役として企業に勤務していれば、協会けんぽか組合健保に加入することができます。すでに現役を引退していれば、国民健康保険に加入することもできます。また、子どもが協会けんぽや組合健保に加入していれば、被用者（子ども）の被扶養者になることもできました。

ところが、この制度が導入された2008年4月1日以降、75歳以上の人は、75歳の誕生日を迎えるその月から男女に関係なく後期高齢者医療制度の被保険者となり、強制的に加入させられます。ほかの選択肢はありません。それまでどこかの被用者保険に入っていた人も、国民健康保険に入っていた人も、子どもの医療保険の被扶養者だった人も、それらの保険から強制的に脱退させられて、新たな枠組みに入れられることになりました。国の政策とはいえ、いかにも強引で強権的です。

この保険を運営する「保険者」は、都道府県ごとの後期高齢者医療広域連合で、そこに全市区町村が加入する形になります。広域連合（実態は都道府県）は被保険者の資格認定と管理、被保険者証の交付、保険料の賦課、医療給付を行い、市区町村は保険料の徴収と届出・申請受付などの窓口業務を担当します。

事実上の健康保険である以上、被保険者にはもちろん保険料が発生します。基本的には均等割額＋所得割額で保険料が算出できますが、その計算方法は極めて複雑です。「賦課《ふか》のもととなる所得金額」には、実にさまざまな所得が含まれているからです。例えば、東京都後期高齢者医療広域連合のホームページを見ると、実に多くの所得が被保険者の所得金額に含まれます。取れるところからは取れる分だけ搾り取ってやろう、という保険者側の強い意志が伝わってくるような気がします。

保険料の計算もかなり複雑になります。同じく東京都後期高齢者医療広域連合のホームページに載っている「保険料計算例（令和６年度）」を見ると、本人の年齢や収入区分別に28パターンの例が載っており、それぞれ算出される保険料は年額１万４１００円から

73万円まで大きな開きがありました。

ただし、これはあくまでも東京都の場合であり、実際には都道府県ごとに計算方法は微妙に異なります。そのため、被保険者の住んでいる都道府県によって、保険料も違ってくるのです。ちなみに、令和6年度（2024年度）の保険料の全国平均は月額7082円になる見込みです。前年度比507円の増額でした。平均月額の高いのは東京都9180円、神奈川県8803円、愛知県の8555円の順で、逆に平均月額の低いのは秋田県4397円、青森県4619円、岩手県4627円の順になります。

こうした複雑な計算方法を見ても、後期高齢者医療制度が「被保険者にとってやさしくない保険」であることがよく分かります。自分の保険料がいったいいくらになるのか、きっと多くの高齢者が頭を悩ませ、不安に思っているのではと感じています。

批判が殺到しても後期高齢者医療制度は廃止せず

このように、75歳以上になると有無を言わさず強制加入させられる後期高齢者医療制度ですが、その保険料の徴収方法も実に巧妙といいますか、いやらしい感じがします。なぜなら、保険料は原則として個々人の年金から自動的に天引きされるからです。後期高齢者のなかには、「収入は2カ月に1度の公的年金だけ」という人も結構多いはずです。そんななけなしの収入から、高齢者は保険料を強引にふんだくられるのです。例えば「今月はいろいろと出費がかさんで保険料を払うのが厳しいので、次回、2回分まとめて払うのではいけませんか?」と、相談することさえできません。高齢者からなけなしのお金をむしり取る手口は、まるで悪辣な高利貸しそのものですが、しかしそれがこの国の社会保障政策なのです。しかも保険料を1年間滞納すると、後期高齢者医療制度の保険証を取り上げられます。その代わりに資格証明書が発行されますが、医療機関の受診は全額自己負担になります。後期高齢者医療制度の保険証は、未納分を全額支払わなければ返還されません。こうした強硬な措置は、それまでの老人保健制度にはありませんでした。これがはたして高齢者福祉のための制度といえるのか、疑問が残ります。

こうした、高齢者への思いやりに欠ける後期高齢者医療制度は、2008年4月1日に施行されてからもなお、各方面から非難の集中砲火を浴びます。そんな世論の追い風を受けて、「後期高齢者医療制度廃止法案」を民主・社民・国民新・共産の野党4党が参議院に提出したのは同年5月23日でした。その当時、参議院は野党が過半数を占めていたため、

6月6日の参議院本会議では、野党の賛成多数によりこの廃止法案が可決されます。その後、この廃止法案は衆議院に送られました。

その年の9月24日に麻生太郎新内閣が誕生し、前内閣から留任した舛添《ますぞえ》要一厚生労働大臣は、制度そのものの廃止も含め、今後1年程度をかけて見直し案を検討していくとして「高齢者医療制度に関する検討会」を設置します。検討会は7回開催されたものの、議論は深まらないまま舛添厚労相の見直し発言も次第にトーンダウンしていきます。ちなみに、その当時舛添大臣は、制度のイメージアップを狙ったのか「後期高齢者医療制度」を「長寿医療制度」と言い換えたりしていましたが、その呼称は全然定着しませんでした。そして翌2009年8月の衆院選で自民党は大敗し、民主党の鳩山由紀夫内閣へと政権交代が起こります。民主党は「後期高齢者医療制度の廃止」をマニフェストに掲げていたため、廃止が現実味を帯びましたが、なかなか結論が出せないまま、東日本大震災が発生しました。日本社会が大混乱に陥るなか、後期高齢者医療制度を廃止するという議論も、いつの間にかうやむやのうちに立ち消えになってしまいました。

そうして現在も後期高齢者医療制度はそのまま続いています。

後期高齢者医療制度が導入されるまで

そもそもなぜ、まるで高齢者いじめのような後期高齢者医療制度が誕生したのか。それを知るためには、わが国のこれまでの高齢者福祉政策を振り返ってみる必要があります。

戦後のわが国の高齢者対策は、１９６３年に制定・施行された老人福祉法からスタートしました。わが国が高度経済成長でめざましい発展を遂げていく過程で、日本社会の家族の在り方も急速に変化していきます。それまで、ごく普通に行われていた3世代同居という形が崩れ、若年人口が都市部に集中し、やがて核家族化していきます。そうした社会環境の変化によって、それまではあまり一般的でなかった独居老人が増え、なかには介護を必要とする高齢者も存在するようになりました。かつては家庭内介護が当たり前でしたが、子ども世帯は地方から遠く離れた都会に暮らしているため、「要介護のお年寄りは社会全体で支えていこう」というコンセンサスが国民の間で生まれました。その思いを法制化したのが老人福祉法であり、この法律の考え方に基づき、養護老人ホームや特別養護老人ホームなどの高齢者施設が整備されていくことになります。

老人福祉法第2条は、この法律の基本的理念を次のように定めています。

老人福祉法　第2条【基本的理念】

老人は、多年にわたり社会の進展に寄与してきた者として、かつ、豊富な知識と経験を有する者として敬愛されるとともに、生きがいを持てる健全で安らかな生活を保障されるものとする。

今日運営されている後期高齢者医療制度が、この老人福祉法の精神に則《のっと》っているかどうかはさておき、少なくとも1963年の時点で、わが国の社会も法律も、高齢者をいたわる気持ちはあったようです。

しかし、実はそれが悪いほうへ働いてしまいました。老人福祉法の改正により、老人医療費支給制度が創設され、わが国の社会保障政策最大の失敗といわれる「老人医療費無料化」が1973年から始まってしまったのです。時代の流れで革新系の首長が全国の自治体に次々に生まれ、社会福祉事業の一環として高齢者医療費を無料化する動きが広がり、それが国民に喝采をもって迎えられたため、政権を維持したい政府がその人気に乗っかる形で制度化したのでした。しかしその結果、医療機関を受診する高齢者が爆発的に増えてしまいます。

図表37　推計患者数の年次推移

（単位：千人）

	外来		入院	
	1970年	1975年	1970年	1975年
0～14歳	1488.2	1606.9	54.4	65.8
15～34歳	1693.8	1425.8	309.2	253.2
35～64歳	2420.7	2597.6	448.4	452.7
65歳以上	658.2	1211.9	157.0	265.1
70歳以上	378.1	827.1	91.2	188.4

厚生労働省「推計患者数の年次推移」を基に作成

厚生労働省による「推計患者数の年次推移」を見ると、老人医療費の無料化で70歳以上の受診者がいかに増加したかがよく分かります（図表37）。

1970年と1975年で患者数を年齢別で比較してみると、0～14歳の外来患者数は148万8200人から160万6900人へと1・08倍の増加、入院患者数は5万4400人から6万5800人へと1・21倍に増加でした。15～34歳では、外来患者数は0・84倍へと減少し、入院患者数も0・82倍とこちらも減少。35～64歳は外来患者が1・07倍、入院患者が1・01倍とこちらは微増でした。ところが、70歳以上の外来患者数は2・2倍に増え、入院患者数も2・1倍に増えています。これは明らかに、医療費無料化の影響です。

サラリーマンが定年退職すると、通常は勤務先企業の被用者保険（組合健保や協会けんぽ）から脱退して国民健康保険に加入します。そのため、国民健康保険の高齢者加入率はほかの医療保険の2倍以上と突出しています。それだけに、老人医療費の無料化は、国民健康保険の財政状況に大きな影響を与えました。高齢者（老人）の窓口負担がゼロになったとしても、保険者が医療機関に支払う診療報酬はゼロにはならないからです。そして、高齢者が医療機関を受診すればするほど、国民健康保険の負担は大きくなっていき、一時は国民健康保険の財政が破綻するのではとの懸念も強まりました。

今、あの時代を振り返ってみると、老人医療費無料化で最も問題視されたのは「病院の老人クラブ化（サロン化）」と「社会的入院」でした。70歳以上は何度受診しても無料のため、いつしか病院の待合室が井戸端会議の場になってしまい、病院の待合室で「あれ、今日は山本さんの顔が見えないね」「どこか体の具合が悪いんじゃないの？」という会話が交わされたというジョークがマスメディアで繰り返し流れたりもしました。また「何日入院してもタダ」という病院のベッドが、当時まだ十分に整備されていなかった高齢者用介護施設代わりに使われるという「社会的入院」も横行しました。

本来、1963年に施行された老人福祉法は、家族が介護するのが難しい高齢者を社会全体で支えていこうという法律であり、老人デイサービスセンター、老人短期入所施設、老人介護支援センター、養護老人ホーム、特別養護老人ホーム、軽費老人ホーム、老人福祉センターの設置についてもすでに明記されていました。ところが、こうした高齢者介護施設の整備はなぜかあまり進まず、代わりに無料になった高齢者医療がクローズアップされてしまったため、いびつな形で老人医療費だけが膨らんでしまったと考えられます。

ともあれ、老人医療費無料化にどこかで歯止めをかけなければ、わが国の高齢者福祉行政が立ちゆかなくなるのは明らかでした。そこで政府は、老人福祉法と老人医療費支給制度による現状を軌道修正するため、新たな法律を成立させます。それが1982年制定の老人保健法でした。

この老人保健法の規定により、1983年2月1日から新たにスタートしたのが老人保健制度です。対象となるのは、無料化されたのと同じ70歳以上の高齢者で、対象者はそれぞれ以前からの医療保険（被用者保険か国民健康保険）に加入しながら、制度の運営者である市町村から医療費、薬剤費、入院時の食事費、老人保健施設療養費などの給付を受けることになります。その際の財源は、先の老人医療費無料時に国民健康保険ばかり負担が重くなったことを教訓とし、各保険者（組合健保、協会けんぽ、国民健康保険）からの拠出金と公費で賄うことにしました。拠出金には、高齢者自身が納めている保険料と高齢者以外の若年層が納めている保険料の両方が含まれます。また、拠出金と公費の割合は7：3で、公費の割合は国：都道府県：市町村が4：1：1になります。

ちなみに、この新しい制度下における高齢者の窓口負担は定額制で、外来1日400円、入院1日300円でした。本来であれば、ほかの世代と同様、定率制にしたかったはずですが、その前日まで70歳以上の高齢者は窓口負担がずっと無料だったので、いきなり1割負担を導入するわけにはいかなかったようです。

この老人保健制度はその後4度改正され、2001年改正で高齢者の自己負担は定率制の1割負担になり、2002年改正では自己負担1割、現役並み所得者2割になり、2006年10月からは自己負担1割、現役並み所得者3割に変更されたところで、2008年4月からの後期高齢者医療制度の導入を迎えるわけです。

一つ前の老人保健制度は何がいけなかったのか

老人医療費支給制度から老人保健制度に移行することで、爆発的に増え続ける高齢者医療費に一定の歯止めをかけることはできました。また、逼迫する国民健康保険の財政危機も一応は回避できました。

しかし、わが国の医療保険制度はそもそも、被用者保険と国民健康保険の二本立てという大きな矛盾を抱えています。被用者保険の保険料は勤務先の事業者と本人の折半ですが、国民健康保険は全額、自分持ちです。また、被用者保険は扶養者が増えても保険料は変わりませんが、国民健康保険は世帯の加入者が増えるごとに保険料も増額されます。さらに、被用者保険で支給される出産手当金や疾病手当金が国民健康保険にはありません。つまり、被用者保険の加入者と国民健康保険の加入者とでは、待遇面・処遇面で最初から大きな格差があるのです。

さらに格差を助長しているのは、両者の間でそもそもの所得に差があることです。被用者保険の加入者は、大企業か中小企業の正社員、もしくは公務員です。国民健康保険の加入者は、自営業者か年金生活者、もしくは非正規労働者です。国民健康保険の加入者は総じて収入の低い人が多いため、生活が苦しくて保険料を払えない人も多く、未納者や滞納者が数多く発生します。すなわち、二つの医療保険は、そもそもの財政基盤の安定性、脆《ぜい》弱《じゃく》性がまるで違うのです。そんな二つの医療保険を並立して運用していること自体、わが国の医療保険制度は大きな矛盾をはらんでいるといえます。

そんな環境ながらも、なんとか全体のバランスを取ろうとして導入した老人保健制度でしたが、時間が経つにつれて、やはり理想と現実の間に乖離が生じてきます。企業を退職した70歳未満の被用者OBが国民健康保険に次々に加入することで、国民健康保険の医療費負担を増加させていったのです。そこで国は、財政面で余裕のある被用者保険、特に健保組合からの拠出金の割合を増やしていきました。しかしそれが、健保組合からの反発を招きます。例えば１９９９年には、物販ビジネスやアミューズメント事業を展開する企業の健保組合が老人保健制度拠出金の不払い運動を起こすと、それに追随する健保組合が続出して物議をかもしました。こうした事態を受けて、国は１９８３年からスタートした老人保健制度そのものについても見直しを検討し始めます。

経団連の提言が後期高齢者医療制度に与えた影響

老人保健制度見直しの議論のなかで、特に問題点として指摘されたのは次の2点です。まず1点目は、医療費を使う主体と、保険料を集める主体が分離していること。高齢者の医療費は市町村が支払いをしますが、保険料を集めているのは健保組合、協会けんぽ、国民健康保険などの保険者なので、集めた保険料が効率的に使われているかどうかが、よく分かりません。

2点目は、高齢者と現役世代の負担配分が不明確なことです。高齢者も自分の加入する医療保険に保険料を納めていますし、現役世代も保険料を納めていますが、自分たちの納めた保険料が老人保健制度拠出金にどれだけ使われているか、こちらもよく分かりません。そのため、負担する割合が適当かどうかの判断がつかないのです。

しかし、こうした問題点は、私にはどうも後付けのように見えます。結局のところ、健保組合を含めた経済界側は、老人保健制度拠出金をこれ以上拠出したくなかったのだと思います。例えば、経済団体連合会（経団連）は2000年11月、「保険者機能の強化への取組みと高齢者医療制度の創設」という提言を行っています。そのなかで、「医療保険制度を取り巻く環境と経済界の問題意識」として「医療費の増加と健保組合の財政悪化」を取り上げ、次のように述べています。

各健保組合は、保健事業の見直しや事務作業の効率化などコスト削減に取り組んでいるが、多くの健保組合は既に赤字に転落し、その赤字幅は拡大しつつある。これは、景気低迷による組合員数の減少、保険料収入の伸び悩みだけでなく、構造的な要因として、従業員の平均年齢の上昇に伴う医療給付の増加に加え、国民医療費の伸び率を上回る水準で増大する高齢者医療費を賄うため、老人保健拠出金の負担が急増していることがあげられる。現行の老人保健制度の下では、高齢者医療費の大半を、健保組合、政管健保、市町村国保等が負担する老人保健拠出金で賄っている。各保険者の老人保健拠出金の負担は、それぞれの保険料収入の3割を超えており、保険者の財政を大きく圧迫している。この老人保健拠出金の負担は、介護保険納付金と相まって、今後も構造的に健保組合の財政を逼迫させることは確実である。

また、「老人保健制度の抜本的改革」について、次のように解説しています。

企業ならびに健保組合の本来の役割は、保険者機能を発揮して、医療保険に係るコストの合理化と医療サービスの質の向上を期す所にある。しかしながら、自らコントロールできない巨額の老人保健拠出金が、見通しの立たないまま年々増え続けることで、こうした合理化努力は妨げられている。少子高齢化が進む中、このまま現行制度を維持していけば、保険者の財政状況はますます悪化して継続不能に陥り、その結果、高齢者医療制度の財政基盤も大きく揺らぐことになる。高齢者医療制度を持続可能なものとするには、高齢者医療費の合理化・効率化のみならず、現行の老人保健制度を根本的に改革し、その目的に相応しい財源を選択しなければならない。

そして、「新たな高齢者医療制度の創設」については、次のように言及しています。

高齢者は現役世代に比べ疾病にかかるリスクが高く、一人当たり医療費も突出して高いため、現役世代と同様の保険原理により高齢者医療保障制度を設計することは困難である。また、現役世代が加入している医療保険制度は、加入員の傷病リスクを相互にカバーし、保険給付することを本来の目的としており、高齢者の医療保障のために保険料収入のかなりの部分を強制的に拠出させられることはもともと想定していない。このように、制度本来の主旨が歪められたままで、現行の医療保険者に高齢者医療のための拠出を求め続けていくことは、もはや困難となっている。高齢者医療制度は、加齢に伴うセーフティネットとして位置づけ、現役世代の医療保険制度と切り離すべきである。

高齢化が急速に進展する中、社会保障制度の持続可能性を確保するため、既存の社会保障システムを、『自立・自助・自己責任』の要素を取り入れた制度に改めていく必要がある。高齢者医療についても、自立・自助と世代内扶助を基本としながらも、その不足分を全ての世代が協力して国民全体で広く支えていく必要がある。

その際、現行制度では、70歳以上の高齢者は、すべて老人保健法の対象者となっているが、高齢者を年齢によって画一的に弱者として扱うのではなく、元気で負担能力のある高齢者は、可能な限り、現役世代と同じレベルで制度を支える側に回ることが求められる。また、今後は、高齢者の自立と自己責任の意識を高め、コストの効率化を図るとともに、多様なニーズへの対応を可能とすべきであり、給付や負担の内容を高齢者自身が主体的に選択できるようにすることも検討していく必要がある。


こうした経団連の「提言」は、国の政策決定に強い影響力を持っています。例えば2001年の老人保健制度の改正では、提言にあった高齢者の「自立・自助」に対応するかのように、自己負担を定額制から1割負担定率制に変更しました。また2002年の改正では、「70歳以上の高齢者はすべて老人保健法の対象者となっているが……」という疑問に応えるかのように、制度を利用できる高齢者の年齢を「70歳以上」から「75歳以上」に引き上げました。

老人保健制度の抜本的な見直しについては、1990年代後半から、厚生労働省の諮問機関である医療保険福祉審議会制度企画部会などで検討が進められていました。当初は介護保険導入（2000年）に合わせて改革するのが理想的とされましたが、保険者、日本医師会、経済団体、労働団体など関係者の利害や主張が対立して意見がまとまらず、とても間に合わないと判断されます。その後、医療保険福祉審議会制度企画部会は1999年、新たな高齢者医療制度の枠組みとして四つのパターンを提示します。これがのちの議論の土台となりました。

その後、政府与党内や厚生労働省内で議論が重ねられ、自民党医療基本問題調査会や厚生労働省から私案が示され、関係団体からの意見も踏まえ、2003年5月には「75歳以上の高齢者と65歳以上75歳未満の前期高齢者の扱いを別にする」という方向性が示され、75歳以上の高齢者は新たな制度に加入することが基本方針として閣議決定され、2005

年の厚生労働省「医療制度構造改革試案」をベースにさらに討議が重ねられ、新たな医療改革関連法案が2006年6月に成立し、2008年4月から今日の後期高齢者医療制度が導入されるに至りました。

後期高齢者医療制度は大企業とその健保を守るための安全弁⁉

この新制度が導入されるまで、各関係団体でさまざまな議論が行われましたが、いざ決着してみると、その内容は2000年の経団連提言と驚くほどよく似ています。特に、この制度の根幹部分である「75歳以上の国民を全員、別の医療保険に加入させる」というところは、経団連の提言にある「現役世代の医療保険制度とは切り離すべきである」をそのまま受けた形になっていて、驚かされます。というのも、このような保険の在り方は、保険本来の姿から大きくかけ離れているからです。

小学館『デジタル大辞泉』で「保険」と引くと、次のように解説されています。

【保険】火災・死亡など偶然に発生する事故によって生じる経済的不安に備えて、多数の者が掛け金を出し合い、それを資金として事故に遭遇した者に一定金額を給付する制度。生命保険・損害保険など。

保険という社会保障制度は本来、ある人が1人では対処しきれないリスクに見舞われたときにそなえて、大勢の人でお金を出し合い、支える仕組みです。例えば、1口1000円のがん保険があったとしましょう。この場合、がんリスクの高い人1人を、がんリスクの低い人999人が支えることで初めて、がん保険は成り立ちます。万が一がんリスクの高い人が発症しても、残り999人ががんを発症しなければ、がんになった人は1000×1000＝100万円を受け取れるのです。

ところが、後期高齢者医療制度はその形になっていません。なんらかの病気を発症するリスクの高い75歳以上の人たちだけを集めて、医療保険を構成しているのです。先ほどの1口1000円のがん保険でいえば、がんリスクの高い人ばかり集めて保険を作っているようなものです。そして1000人のうち500人が発症すれば、発症した人はわずか2000円しか受け取れません。もしも、こんながん保険があったとしたら、誰も加入したいとは思わないでしょう。

わが国の後期高齢者医療制度も、仕組みとしてはまったく同じです。ただ、先ほどのがん保険の例と異なるのは、国や他の保険者（組合健保、協会けんぽ、国民健康保険）からの金銭的なサポートがあるということです。

とはいえ、それで十分な保障が得られるかというと、そうとは限りません。この後期高齢者医療制度では、保険者本人が負担する保険料は全体の医療給付費の10%とあらかじめ決められているからです。つまり、この制度で高齢者に給付される金額は、「高齢者自身が負担できる保険料額の10倍まで」と上限が決められているのです。給付金を増やしたければ、自ら支払う保険料を増やすしかありません。逆に、保険料を低く抑えたければ、支払われる給付金が少なくなることを覚悟しなければなりません。

ではなぜ、保険本来の姿からかけ離れている後期高齢者医療制度が成立したのかというと、それはやはり、組合健保側、すなわち財界の意向が強く働いたからだと私は考えています。

前の老人保健制度では、国民健康保険の財政が悪化したため、被用者保険側、特に組合健保から多くの拠出金が投入されました。それが1990年代のことで、バブル景気がはじけたこともあって、組合健保の財政状況も急激に悪化していきます。日本経済全体が完全な縮小局面に入っていき、1993年以降、正社員のリストラと非正規労働者の増加により、組合健保の加入者数も初めて減少に転じます（図表38）。その結果、経常支出が経常収入を上回るようになり、組合健保も財界も危機感を募らせていきます（図表39）。そんな折も折、老人保健制度の拠出金が年々膨らんでいったため、ついに1999年頃、複数の健保組合が拠出金支払いを渋るようになり、2000年のあの経団連の提言につながっていったと考えられます。

要するに財界側は〝金食い虫〟である後期高齢者の医療保険を、自分たちの組合健保から完全に切り離したかったのでしょう。だからこそ、従来の被用者保険や国民健康保険とは完全に別立てで、新たな「後期高齢者医療制度」という医療保険を創設したかったのだと思われます。財界や組合健保としても、一応の財政支援はしますが、最終的な結果責任は高齢者たちに押しつけ、「もし財政破綻したとしても、それは国と後期高齢者医療制度の責任であり、自分たちには関係ない」と突っぱねるつもりなのだと考えています。すなわち、後期高齢者医療制度は、財界や組合健保の財政に危機が及ばないための安全弁として創設された、といってもいいくらいです。そしてそんな財界の言い分をのむ形になって

図表38　組合健保の被保険者数(加入者数)の推移

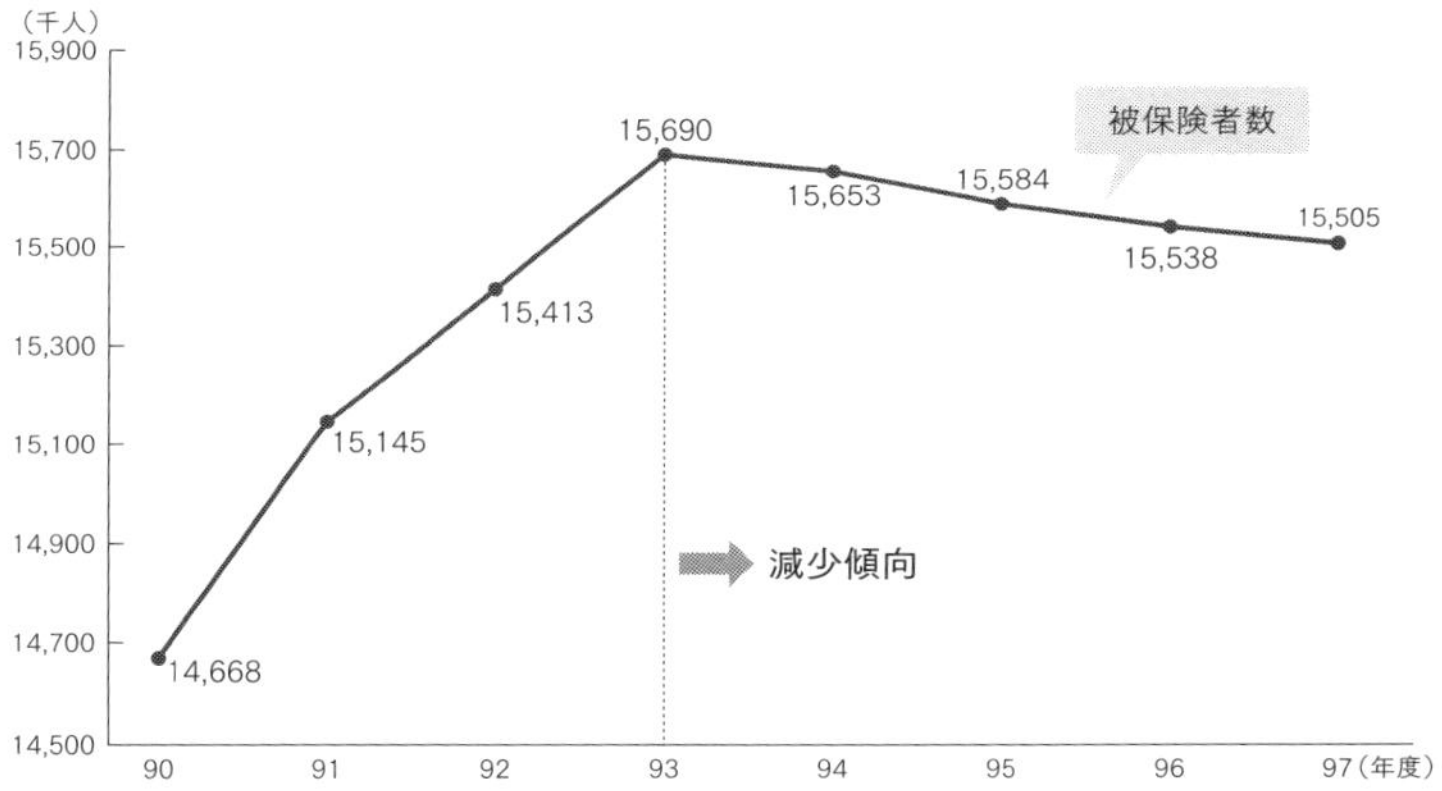

【出典】健康保険組合連合会資料

図表39　組合健保の経常収入と経常支出の推移

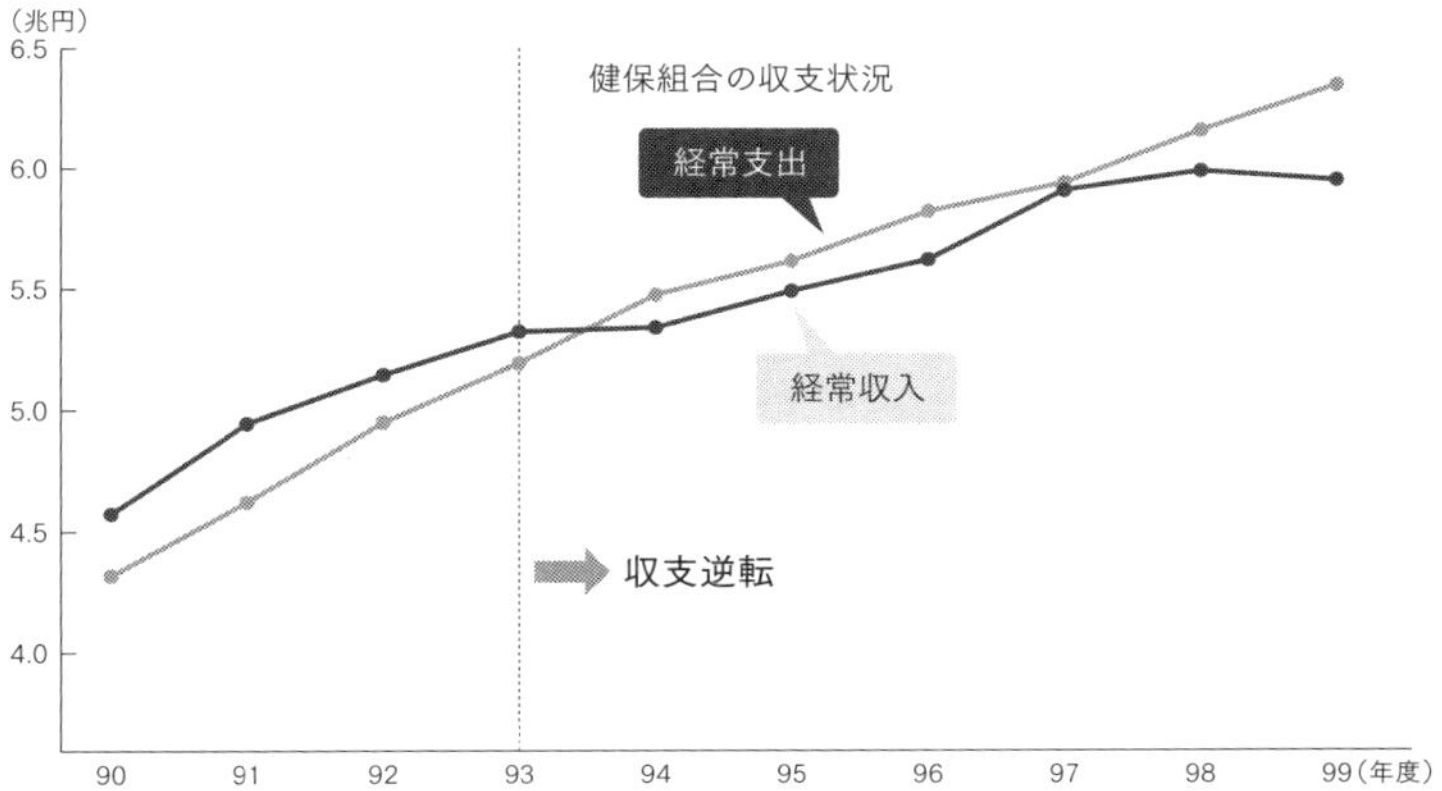

【出典】健康保険組合連合会資料

しまったわが国の医療行政に対して、私は失望を禁じ得ません。

後期高齢者医療制度は医療費抑制に効果があったのか

図表40は、後期高齢者医療制度が導入された2008年前後の、国民医療費の推移を表したグラフです。これを見ると、国民医療費全体に対する後期高齢者医療費の割合は2008年で32・8%と前年比マイナスになっています。しかし2009年以降は、金額ベースでも、全体に占める割合でも前年比プラスがずっと続いています。「この制度を導入したからこそ、この程度の伸びで抑えられているのだ」ともいえますが、例えば2016年は国民医療費全体は前年比マイナスになっているのに、後期高齢者医療費は逆に増えていて、抑制効果が十分に働いているとはいえません。

一方、この新制度導入によって、明らかにプラスの効果が出ていることもあります。それが、組合健保の財政状況です。

図表41は、大手企業の被用者保険組合である組合健保の財産保有状況の推移を表したグラフです。これを見ると、後期高齢者医療制度がスタートした2008年から数年間は積

図表40　国民医療費の推移

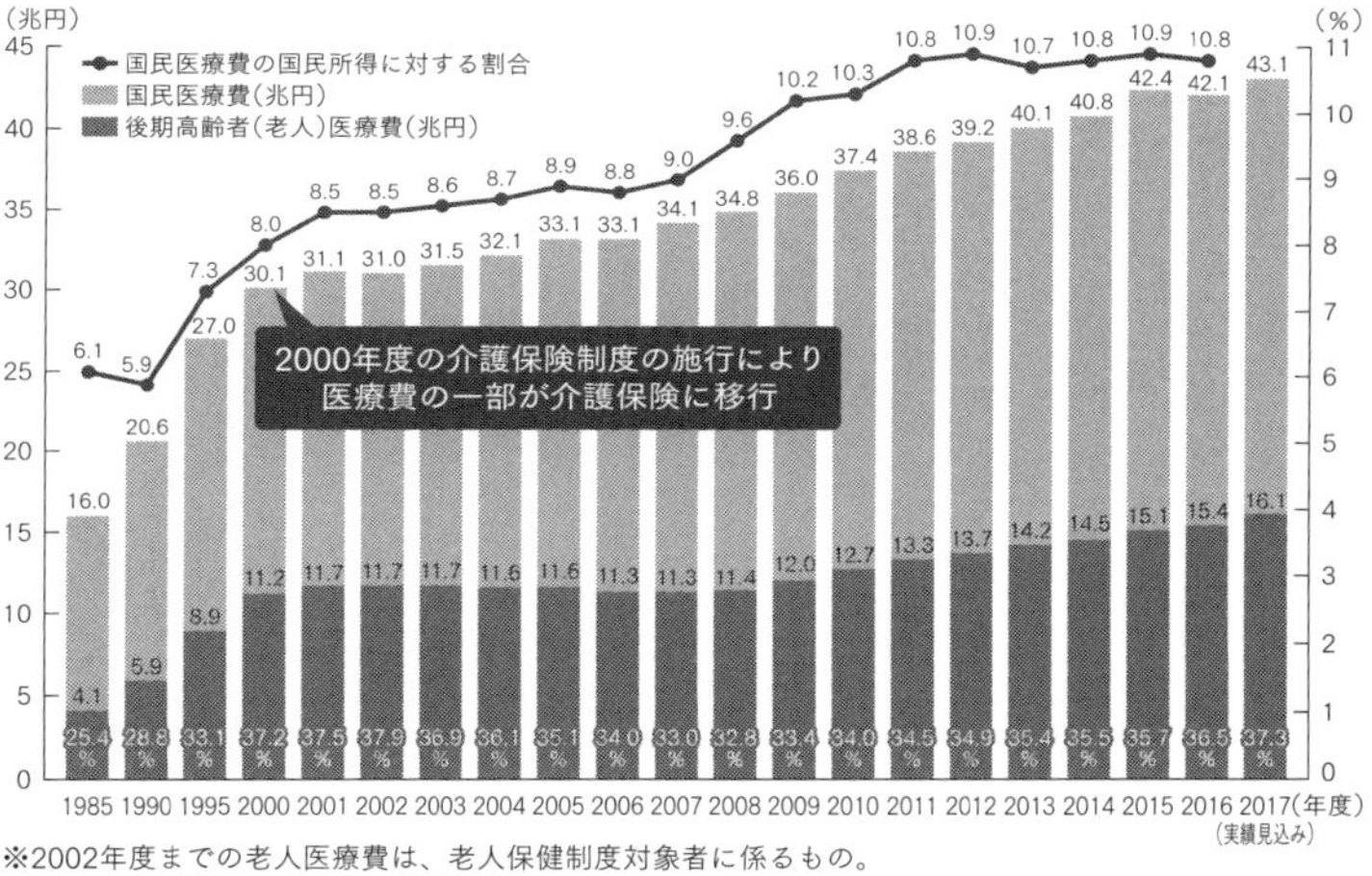

※2002年度までの老人医療費は、老人保健制度対象者に係るもの。
2003年度以降は70歳以上の国民医療費。

【出典】けんぽれん「医療保険制度の現状」

立金の額を減らしていますが、２０１４年度以降はプラスに転じ、２０１８年度までで、すでに２００８年時点での金額を超えています。先ほどの国民医療費・後期高齢者医療費のグラフと比較してもらえばよく分かりますが、国民医療費も後期高齢者医療費も年々増加しており、例えば国民健康保険などは財政面で相当厳しくなっていると予想されるのに、組合健保は逆に財産を増やしています。そうだとすれば、後期高齢者医療制度の導入は、少なくとも組合健保、大企業、経済界にとっては流動資産拡大につながっているので、「大いにプラス効果があった」と評価できます。これだけの財源が

図表41　健保組合の財産保有状況

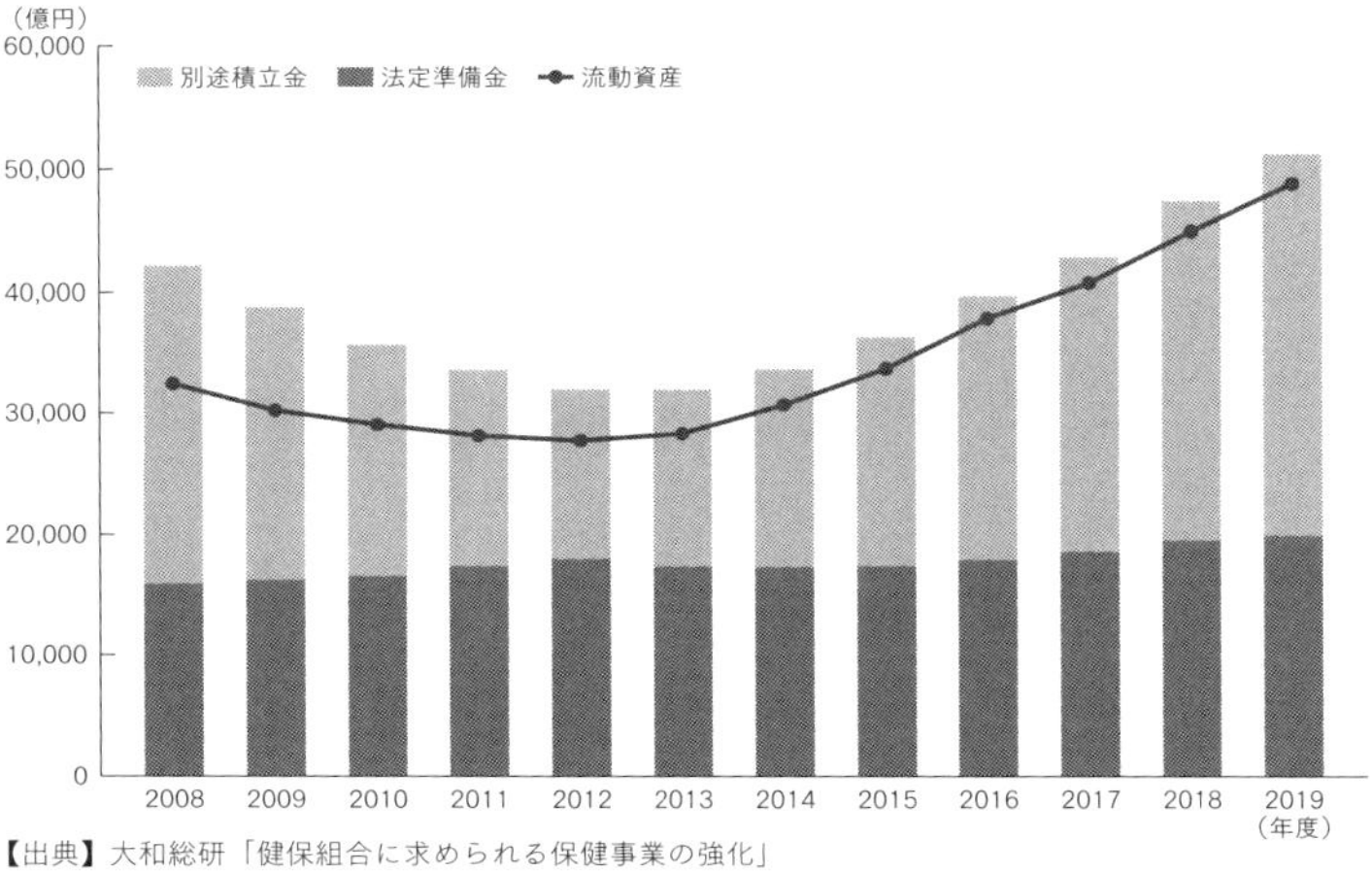

【出典】大和総研「健保組合に求められる保健事業の強化」

あるなら、高齢者医療費の補塡にもう少し回してくれてもよいのではと思います。

この制度の導入によって、もう一つ変わったことがあります。それは、保険料の支払いを巡って利害が対立する「高齢者VS現役世代」という対立軸を先鋭化してしまったことです。１９６３年制定の、あの老人福祉法第２条の条文を思い出してください。

老人は、多年にわたり社会の進展に寄与してきた者として、かつ、豊富な知識と経験を有する者として敬愛されるとともに、生きがいを持てる健全で安らかな生活を保障されるものとする。

かつての日本人の誰もが持っていたはずの、高齢者に対する敬愛の念は、もう永久に失われてしまったのでしょうか。もしそうだとすれば、今、日本の医療が崩壊しかけているのと同時に、日本の文化や日本人の美学まで崩壊しかけているといえるのかもしれません。

第六章

適切なケアを受けられる医療体制の構築を目指して

日本を救うのは国民一人ひとりの声

限られた財源のなかで、良質な医療を実現するために

本書ではこれまで、国の医療費抑制政策が日本の医療をいかに破壊してきたかについて述べてきました。診療報酬を低く抑え続けたために、日本の多くの病院が経営危機に陥っていること。同じく、診療報酬を低く抑え続けたために、日本の製薬会社は基礎体力を奪われて世界の新薬開発レースから脱落し、後発品メーカーのずさんな生産体制が恒常的な医薬品不足を招いていること。医師の数を制限するために、大学医学部の定員を絞り込みすぎた結果、多くの地域で深刻な医師不足が起きていること。後期高齢者医療制度を強引に導入したために、多くの高齢者が活力と財力を失い、法人税減税の恩恵に浴した大企業だけが得をしたこと……。

財務省は緊縮財政の方針について国民をだます形で強いています。従って、国民生活を医療・介護などの社会保障も含めて豊かにするためには、可能な限りの財源確保（国債発行など含め）をすべきであると考えます。日本全体で考えた場合、医療・介護に携わる人口はかなり多いですし、関連する業界も多いので、この分野に投資するという発想をすれば、経済効果も非常に大きく、ＧＤＰ拡大にも貢献し、将来的に国の税収を増やすことに

図表42　2023年度の一般会計歳入

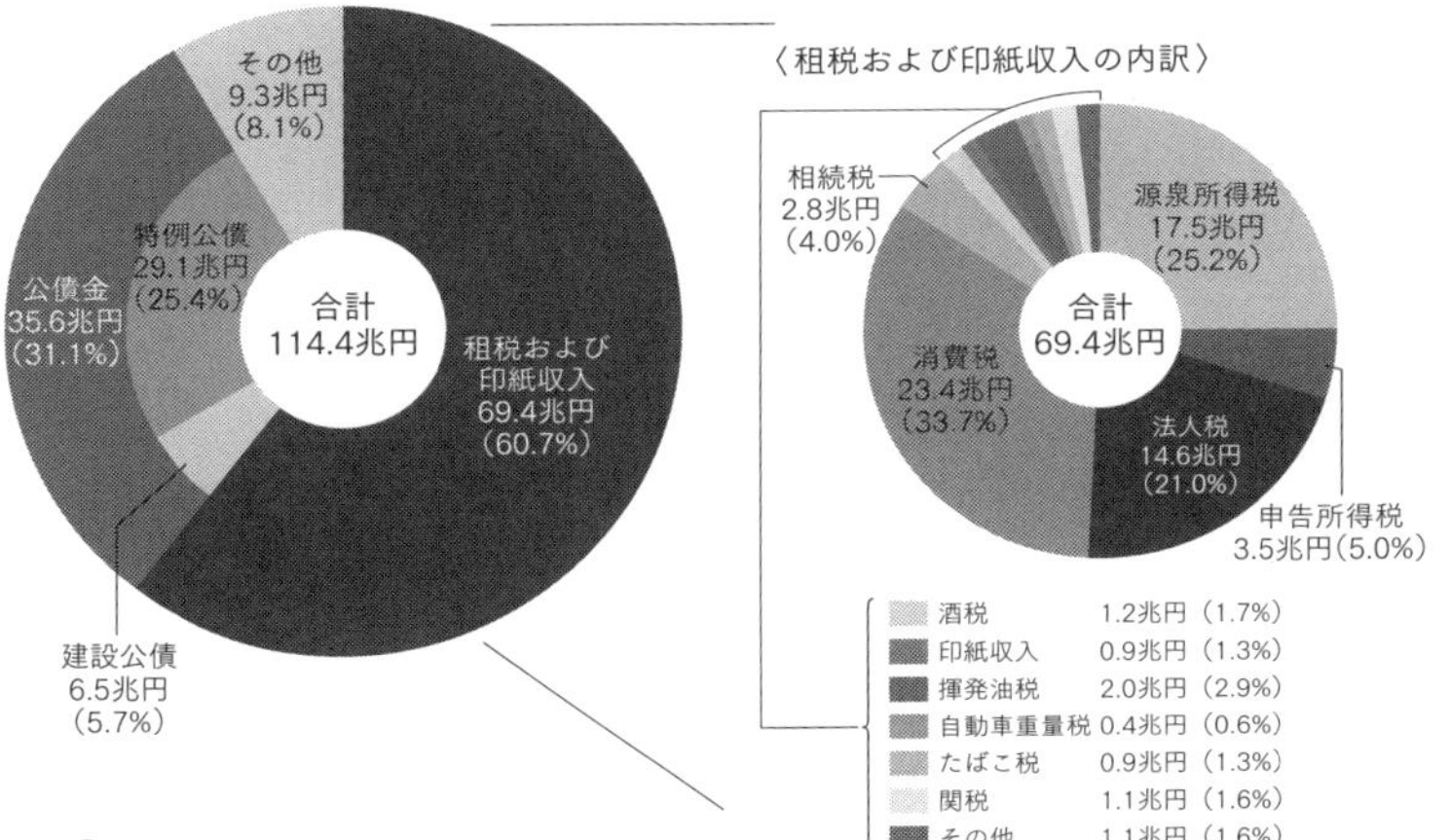

【出典】国税庁ホームページ

もなるので思い切った配分をすべきと考えます。

　2023年度の一般会計歳入総額は、114・4兆円（図表42）です。このうち、公債金（国が税収不足を補うために発行する債券による借りた金額）は、35・6兆円（31・1%）です。ただ、過去の国債総額の保有者別割合は、日本銀行（2024年6月末時点）が53・2%、海外投資家（2023年12月末時点）が13・1%、預金取扱機関が11・1%です。同年度の歳出総額は、114・38兆円です（35ページの図表5）。このうち、国債費（過去の借金の返済と利息）は、25・25兆円（22・1%）です。国は、この国債費について、借金を返す必要があり大変だと言っています。しかし、日本銀行は日本政府の「子会社」であり、親会社と子会社間のおカネの貸し借りや利払いは、連結決算で相殺されます。その日本銀行が、すでに国債の半分を保有している現実があります。日本銀行が保有する国債は、日本国消滅の日まで延々と借り換えされていくことになります。財務省はメディアを活用し、「国の借金1000兆円！」とあおり続けていますが、実はその半分は「返済も利払いも不要な負債」なのです。このことについては、財務省が2015年に出した「諸外国（米・英・仏・独・伊）の債務管理政策等について」のなかでそれぞれの国において「国債の償還」について比較していますが、なんと日本だけが財政赤字でも償還するという（一般会計からの繰入れにより60年かけて建設や特例などの公債を償還）60年償還ルールを作っているのです。他国においては、財政黒字になれば償還（明示的なルールなし）とかなり緩いものになっています。また、「借換財源」についても比較されていて、日本では、「借換債」の発行について「一般会計からの償還費の繰入れにより調達」としているのに対して他国においては、ただ、「国債発行により調達」と書かれているのみです。

要は、諸外国では償還もしないし、償還するにしても新たな国債を発行すれば済むという考え方なのです。日本では、一般会計と特別会計から無理やり、償還や利息のための財源を作って歳出にお金を回しているのです。この財源を、国民のために回せばもっとうまい財政運営ができるはずだと考えます。2023年度の一般会計の歳出のなかで国債費に充てられている額はなんと25兆円（22％）にも達しているのです。歳出の4分の1近くに達しているのは、諸外国と比べても異常としか思えません。

そして、この国には、表の国家予算である一般会計に対して、裏の予算である特別会計というものがあります。財務省によれば、2024年度の予算は一般会計が112兆717億円。それに対して、特別会計は約4倍の436兆円で、一般会計と特別会計の行き来を差し引きした歳出総額の純計額は207兆9000億円です。しかし、特別会計についてはブラックボックス化されたままです。少し古い話ですが、テレビでも話題になった発言があります。それは、第156回国会衆議院財務金融委員会議録第6号（平成15年2月25日）15ページにもありますが、塩川正十郎財務大臣（当時）が、一般会計と特別会計の現状を「母屋ではおかゆ食って、辛抱しようとけちけち節約しておるのに、離れ座敷で子供がすき焼き食っておる」とたとえました。そのブラックボックスの中身に関しては、平成19年4月に、当時の決算委員会調査室・糸井良太氏によって「平成17年度特別会計の現状における問題点と『特別会計に関する法律』」と題して発表されています。

かいつまんで紹介しますと当時の特別会計についても歳出規模が一般会計の4倍以上にもなると書いています。また、会計検査院「特別会計の状況に関する会計検査の結果について」の資料から、特別会計全体で決算剰余金について、平成14年26兆3917億円（特別会計数37）、特別会計に占める割合（6・6％）、平成15年28兆4519億円（同会計数32、同割合7・4％）、平成16年43兆4388億円（同会計数31、同割合10・4％）と報告しています。平成17年に関する報告を総括して「剰余金の処理状況及び積立金・資金の状況」について歳入決算額（収納済歳入額）から歳出決算額（支出済歳出額）を差し引いた額（以下、「決算剰余金」という）は50兆9574億円で、歳入決算額に占める割合は11・3％です。特別会計における剰余金に関しては各特別会計ごとに処理方法が決められていますが、全体では翌年度の歳入への繰入れが41兆4647億円、積立金・資金への繰入れが7兆8329億円、翌年度の一般会計への繰入れが1兆6655億円などとなっています。また、17年度決算組入れ後の積立金・資金の残高は212兆3208億円（対前年度比1・7％増）です。そして「この状況を踏まえて会計検査院の検査結果に基づく特別会計の現状における問題点」と題して、前述の報告書「特別会計の状況に関する会計検査の結果について」では、「会計検査院が参議院からの検査要請に基づき特別会計の状況を検査した結果、①財政状況の透明性の確保が十分に図られていない、②多額の繰越額・不用額、決算剰余金が継続して発生している、③積立金等の保有規模に関する基準が具体的に定められていない、④予算積算と執行実績とが乖離している状態が継続している、⑤出資法人において繰越欠損金を抱えたりしているなどの、財政統制上の課題が見受けられたこと」が報告されているとしています。最後に特別会計の見直しについて触れ、「国民が納得できる十分な措置が採られたとは言い切れない。政府は引き続き特別会計改革の手綱を緩めてはならず、国会もその動向を注視していく必要があろう」と結んでいました。

これを受けて平成19年3月に「特別会計に関する法律」(以下「特会法」という)が成立しました。これにより、剰余金の一般会計への繰入れが全特別会計にわたる共通のものとして定められたことは、従来、一般会計への繰入れがほとんど行われていなかったことから考えれば大きく前進したことになり、これで特別会計の剰余金は、一般会計へ繰入れられるようになりました。令和5年度現在で特別会計の数も13まで減り、剰余金も12兆6609億円に減っています。しかし、一般会計への繰入れを行ってきた割には、2024年度の予算でも特別会計総額は、一般会計の4倍はあるわけです。不思議に思うのは、特別会計のなかの「国債整理基金特別会計」というのがあって、一般会計から定率繰入れ（前年度期首国債総額の100分の1・6）と剰余金繰入れ（一般会計における決算上の剰余金の2分の1以上）を計上し、諸外国では行われていない国債の償還を行う事業を行っているわけです。この特別会計への懸念について、「特別会計剰余金の一般会計への繰入れに関する考察～『特別会計に関する法律』への期待と今後の課題～」と題して、決算委員会調査室・櫻井真司氏が、平成19（2007）年当時に発表しています。その内容は、次のとおりです。

その運用が厳格になされなければ特別会計内に依然として余剰な資金が滞留しつづける可能性があることは否定できない。また、財源を一般会計からの繰入れに頼っている特別会計では、繰入れの時点で予算査定がなされるため、比較的剰余金が生じにくい一方で、目的税や手数料などの独自財源を持つ特別会計では、支出状況に関わりなく収入が発生するという要素があるため比較的剰余金が生じやすいと言える。会計検査院も、多額の歳計剰余金が継続して発生する背景として、繰越額・不用額の継続的な発生のほか、特別会計によっては、歳出規模に連動せず直入される特定財源があることがその要因の一つになっているものもあり、財政資金の効率的活用を図る上で、財政統制が機能しにくい状況となっていると指摘している。特定財源の問題について特会法で一部は改善が図られたところではあるが、こうした状況があることにも注意が払われなければ、剰余金の一般会計繰入れ規定が共通化されたことの意義は小さいものとなってしまうであろう。このように依然として課題は残っており、特会法の成立のみをもって特別会計改革が完遂したとは決して言えない。今後もその改革の歩みを止めないよう、予算、決算の審査等を通して、国会の立場からこれをしっかりと監視していくことが求められているのである

2024年現在で見ると特別会計の数も余剰金も減ってはいますが、予算規模に変わりがないことは、その懸念が的中していたことになります。特別会計の詳しい会計が複雑で分かりにくいため、依然ブラックボックスのままです。一般会計・特別会計について長々と書いてきましたが、財源は、増税しなくても諸外国並みの財政運営をすればあるのです。

しかし、国債の償還をしないために余った財源や新たな国債発行ができたとしても国民を豊かにするために必要なお金は、社会保障費だけではなく、さまざまな分野でも必要になると考えられます。2023年度一般会計では、社会保障費36・9兆円（32・3%）、

地方交付税交付金等16・4兆円（14・3％）、公共事業費6・1兆円（5・3％）、文教および科学振興5・4兆円（4・7％）、防衛関係費6・8兆円（5・9％）、その他予備費など17兆円（15・4％）となっています。国民の健康が第一であるため医療分野の予算を最優先すべきだとは考えますが、支出項目も多岐にわたるため限界はあると考えざるを得ません。そうであれば、全体的バランスを考えると、ある程度の抑制的思考での医療費の予算の配分を考慮したうえでの対策を講じざるを得ないでしょう。ですから医療費に関しても、節約すべき点を見いだすことも必然となるものと考えます。ただし、節約しすぎて医療そのものの機能を壊してしまうようでは、本末転倒も甚だしいということになります。

私が考えているのは、日本の医師不足を解消するための提案です。

日本の医師の数は足りているのか、それとも足りていないのか。これは答えを出すのが極めて難しい質問です。

これが「日本の医師の数は多いか、少ないか」という質問であれば、答えはすぐに出ます。日本の医師の数は少ないです。それはＯＥＣＤのデータからも明らかです。

第四章で用いたデータですが、日本はＯＥＣＤ諸国に比べて、医師の数は明らかに少ないといえます。日本の「人口1000人あたり2・5人」という数字は、ギリシャ、ポルトガル、オーストリア、ノルウェーの半分以下であり、OECD37カ国の平均である3・6人をも下回ります。世界的に見て、日本の医師の数が少ないのは紛れもない事実でしょう。

ただし、医師の数が足りているかどうかは、また別の問題になります。たとえ医師の数が少なくても、運用の仕方次第で、医療ニーズに十分応えられるケースもあるからです。そうであれば、その現場は医師が足りていると見なされるでしょう。逆に、たとえ医師の数が多くても、医療の質が悪ければ、患者の満足は得られにくいし、（良質な）医師が足りていないといわれるかもしれません。医師の数が足りているかどうかは、医療の質や運用方法、さらには第三者による評価という、数値ではとらえにくい複雑な要素で決まってくるのです。

医師不足の構造的な理由は、中小規模の病院が多すぎること

ただ、日本の地域医療において、医師不足がこれだけ長く叫ばれ続けているのであれば、医療現場では実際に医師が足りていないと考えるべきです。そうだとすれば、私が思いつく解決策は三つしかありません。①現場の医師の数を増やすか、②医師の足りている現場から足りていない現場へ医師を移動させるか、③少ない医師でも現場がうまく回るよう運用方法を工夫するか、です。

今、国や厚生労働省が進めている対策は、①医師の数を増やしながら、②事実上、医師の多い地域から少ない地域へと振り分ける方法です。大学医学部の定員を過去最大レベルの年間９４００人前後で維持しながら「地域枠」と「地元出身者枠」を設けて、医師不足を訴えている県の定員を増やしています。③については、いろいろとアイデアはあるようですが、実際の対策はこれからというところでしょう。

しかし、国がこうした対策をこれまで10年以上も講じながら、地方の医師不足はあまり改善されていません。その要因として、１９８６年から２００７年にかけての22年間、医

学部定員を縮小し続けてきたことが大きかったと私は考えています。大学医学部に入学した学生は、医師として独り立ちするまでおおよそ10年かかるため、この失われた22年間は、医師がちょうど2世代分入れ替わるだけの時間を無駄にしたともいえます。

ただし、地方の医師不足がなかなか解消しないのは、失われた22年間の医学部定員縮小とともに医局制度の崩壊の影響が大きいです。それだけではありません。私は、そこに日本の医療界が抱える構造的な要因もあるように思います。その構造的な要因とは、日本には中小規模の病院が多すぎることにあります。ちなみに医局制度の崩壊について、1981年頃は、医師は卒業前に診療科を選び、教授を頂点とする医局に入るのが一般的でした。医局は地域の医療人事に強い影響力を持っていましたが、2004年の新臨床研修制度導入により、総合的な医師育成を目指す新しい体制へと移行しました。これにより、従来の医局制度は実質的に崩壊することとなりました。

図表43は、OECDの「Health at a Glance 2023」に掲載されている、CTスキャナーやMRIなど医療機器の所有数を世界で比較したグラフです。これを見ると、日本は医療機器所有数が突出して高いのが分かります。人口100万人あたり178台で、これは2

図表43　世界各国の医療機器の所有数

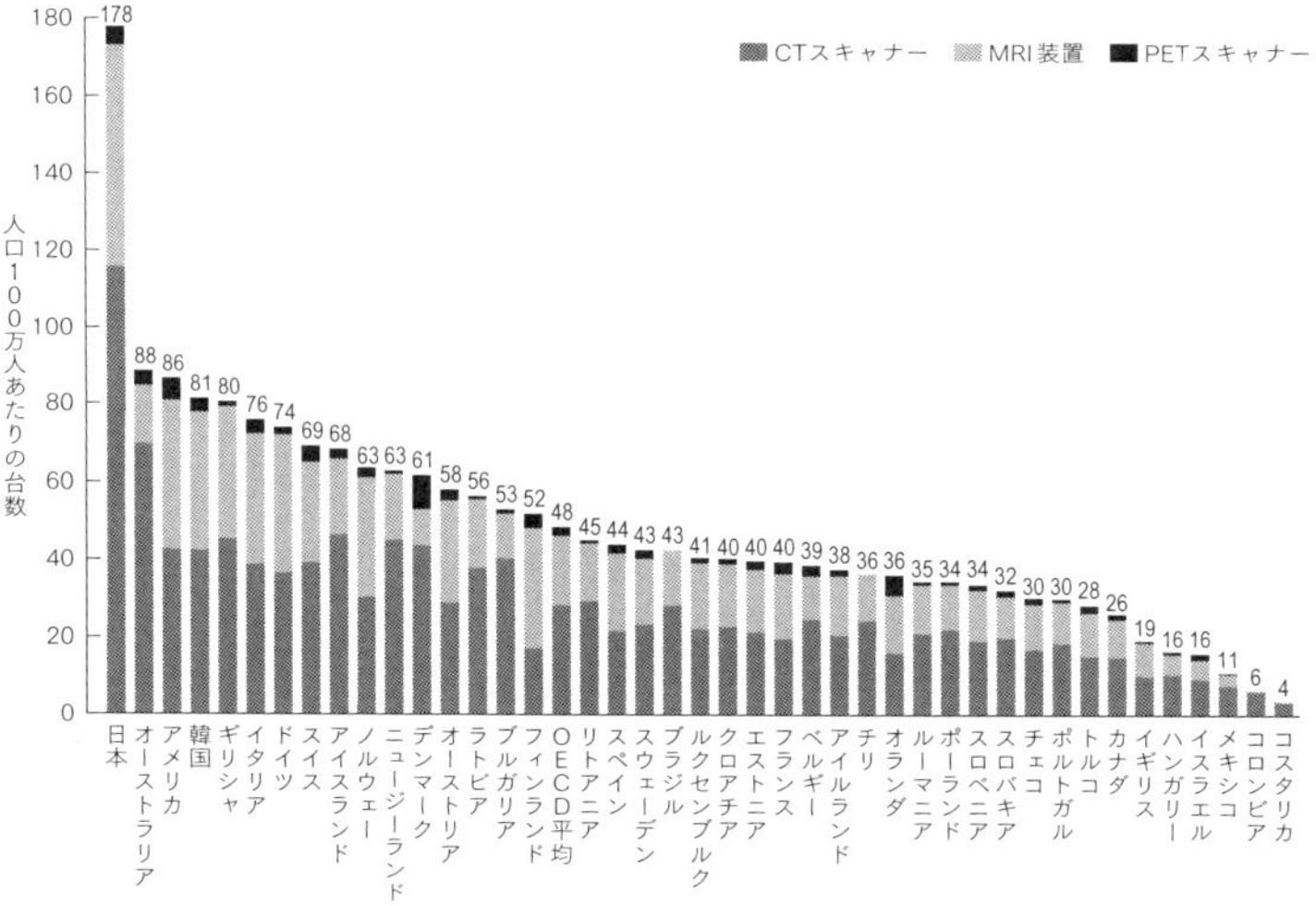

1. データには、公共補助を受けられる機器のみが含まれています。
2. データには病院外の機器は含まれていません（スイスのMRI装置のみ例外）。
3. 一部データは2017年のものです。

【出典】OECDの「Health at a Glance 2023」

位のオーストラリアの2倍を超えます。例えば、同じＧ７のイギリスと比べてみてください。イギリスは人口１００万人あたり19台です。日本にはその９・４倍もの医療機器がそろっているわけで、このグラフを見ると、日本だけ異常に数が多いのが分かります。

なぜ、こんなことになるのか。図表44は医療提供体制の国際比較（OECD Health Statistics 2023）、図表45は病床規模別の病院施設数（厚生労働省「医療施設調査２０２０」）です。日

図表44　医療提供体制の国際比較

	病床数（人口千人あたり）	病院数（人口百万人あたり）	臨床医師数			平均在院日数（急性期）
			（人口千人あたり）	（1床あたり）	（1病院あたり）	
日本	13.0	66.2	2.5	0.2	37.7	16.1
カナダ	2.6	19.3	2.7	1.1	141	7.5
フランス	5.9	45.4	3.2	0.5	69.8	5.4
ドイツ	8.0	37.3	4.3	0.5	113.9	7.5
イタリア	3.1	17.5	4.0	1.3	226.9	7.0
イギリス	2.5	28.7	2.8	1.1	98.8	5.9
アメリカ	2.9	19.1	2.6	0.9	136.7	5.5

【出典】読売新聞「医療提供体制の構造改革を加速せよ」

図表45　病床規模別の病院施設数

（単位：施設数）

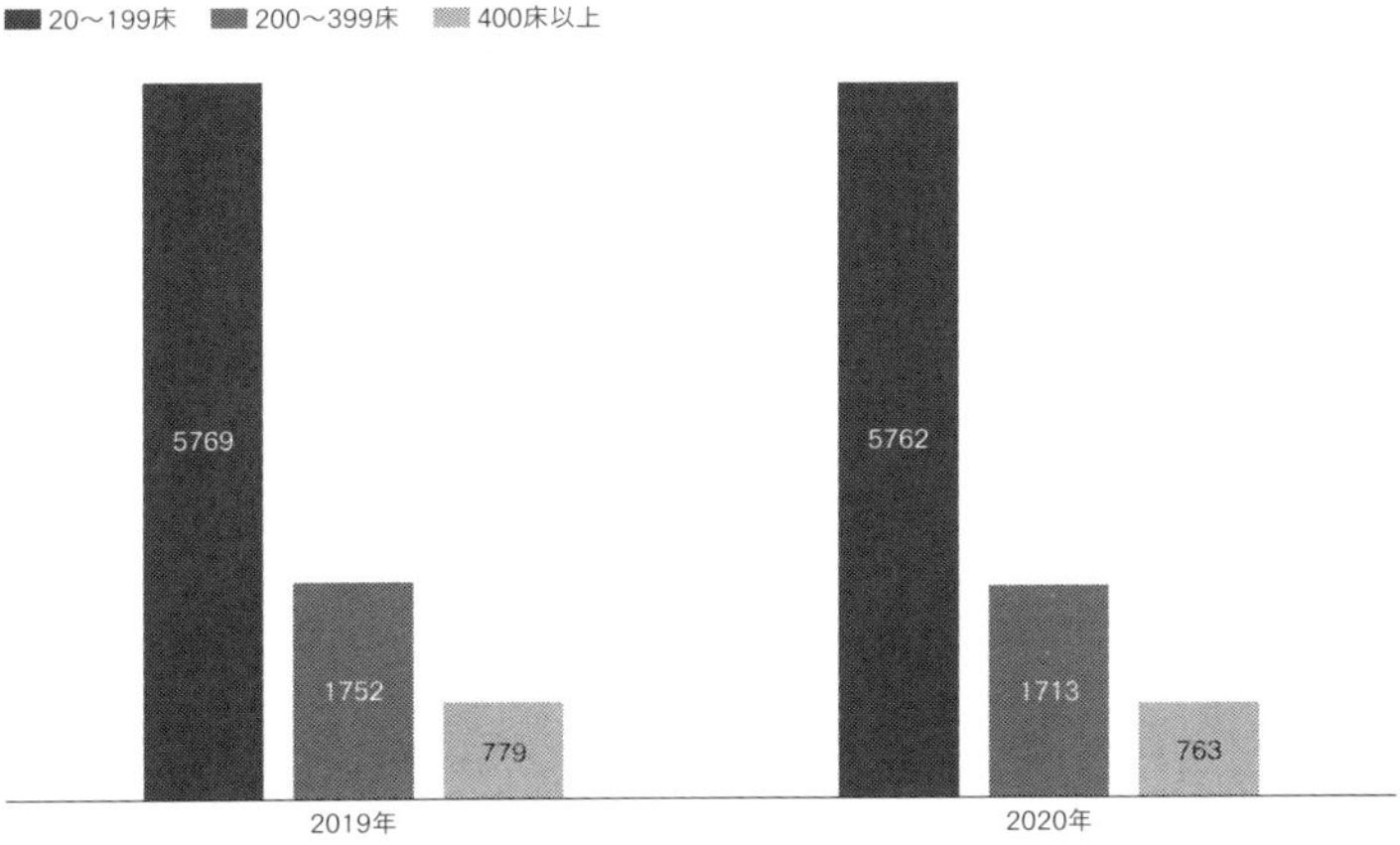

【出典】厚生労働省「医療施設調査（2020）」

本は欧米諸国に比べて、人口100万人あたりの病院数が際立って多いという特徴があります。特に、病床数200床未満の中規模・小規模病院が全体の7割を占めています。とはいえ、中小規模といえども、診療所ではなく病院なので、CTスキャンやMRIなどの医療機器もひととおりそろえています。先ほど、日本は医療機器数が欧米諸国に比べて際立って多いことをグラフで確認しましたが、その理由は、日本は病院そのものの数が多いことにありました。

ただし、病院数が多いということは、それだけ医師が分散してしまうということです。事実、日本の1病院あたりの医師数は37・7人とG7諸国に比べて格段に少なく、アメリカやカナダの4分の1、ドイツの3分の1、イタリアの6分の1しかいません。

この、1病院あたりの医師が少ないことが、わが国の医療の構造的な弱点になっていると私は考えています。

病床200床未満、医師数37〜38人という病院とは、例えば同一市区町村に5〜6施設ある救急病院のうち、比較的規模の小さめな病院というイメージです。それでも、診療科は内科・外科・消化器内科・循環器内科・脳神経外科・整形外科・形成外科・産婦人科・小児科・皮膚科・泌尿器科・総合診療科など、おおむね10科以上はあるはずですから、1

診療科あたりの常勤医師の数は3〜4人になります。実際の診療には、そこに非常勤（アルバイト）の医師も加わりますが、それでも1診療科あたり医師は4〜5人といったところで、週1〜2日ずつ交代で外来患者に対応するにしても、日常の業務をこなすだけでおそらく精いっぱいでしょう。もし、医師が一人でも欠勤すれば、シフトを組み直すのにも苦労するはずです。こうした病院では、人員的に余裕のある運営がなかなかできないため、常勤の医師が退職したり、非常勤の医師が大学の医局に呼び戻されたりすると、たちまち医師不足の状態になります。特に地方の病院の場合では、こうした医師不足のリスクを慢性的に抱えているものと推察できます。

もし欧米の病院のように、1病院あたりの医師が100〜200人いたら、同じく10科程度の診療科だとすると、1診療科あたり10〜20人の常勤医師がいて、さらに非常勤の医師も使えるとなれば、病院の運営もかなり柔軟に行えるはずです。医師を交代で順番に休ませることもできるし、ひとたび新型感染症のパンデミックなどが発生すれば、一時的に総員フル回転で緊急事態に対応することだって可能になります。

日本の医療の問題は農業問題と似ている

突拍子もない考えかもしれませんが、私はつねづね、日本の医療の問題は日本の農業問題に似ているのではないかと考えています。

20年ほど前、農家の後継者不足と耕作放棄地が社会問題として大きく取り上げられた時代がありました。当時いわれていた日本の農業の問題点は、アメリカやオーストラリアなど外国の農業に比べて、生産性が著しく低いことでした。わが国では、一軒一軒の農家が持っている田畑の面積が小さいため、機械を入れても作業効率が悪く、結果的に生産性が上がらないというのです。一方、アメリカの農業は一人ひとりの農家が持つ農地が広大なため、大型機械を入れて短時間で効率的に作業することができ、生産性は極めて高く、野菜や果物を安価で大量に生産できるのです。

日本の農家は、一人ひとりの経営規模が小さいです。それは、第二次大戦後まもなくの農地改革により、戦前小作農をしていた多くの人がそのまま自作農に転換したからです。ある資料によれば、192万haの農地が237万人の地主から475万人の小作人に安価で売却されたのだそうです。その結果、それまで小作農をしていた人が自分の借りていた農地をそのまま所有したため、小さな自作農が大量に生まれたわけです。農家の人たちは、与えられた土地を丹精込めて耕作し、例えば山あいの棚田のような、日本の美しい原風景を創り出しました。とはいえ、「生産性」という点では、日本の美しい棚田はアメリカの殺風景な巨大農場にとてもかないません。そもそも、棚田に機械を入れることなど不可能です。

実は、日本の病院が今日のような形で作られていった経緯も、農地改革の流れと少し似ています。

第二次大戦直後の日本は、医療体制がほぼ壊滅していました。残っていたのは陸軍病院や海軍病院くらいだったので、国はGHQから返還されたそれらを国立病院として使用しました。しかし、国民すべてに医療を提供するには、病院や診療所の数が圧倒的に足りません。そこで国は、民間人でも病院をつくりやすいように法律改正したり、金融機関から融資を受けやすい優遇措置を設けたりしました。当時の病院の設置基準は、現代に比べてかなりユルユルだったのです。その結果、1960年代くらいまでに、民間病院は雨後のタケノコのように爆発的に増えていきました。今日では、日本の病院の8割は民間所有であり、日本の全病床数の7割、救急搬送数の6割を民間病院が担っています。

そのようにして日本の医療を支えてくれている民間病院ですが、日本の農家と同じように、規模の小さな病院が圧倒的に多いのもまた事実なのです。従ってこの歴史のなかで日本の抱える病床問題を解決しようという動きが少しずつ出てきたわけです。それが、地域医療計画です。ここで、国の行ってきた地域医療計画関連の長い歴史をおさらいします。

1948年、医療法が成立（「医療法」とは「医師法」「歯科医師法」「保健師助産師看護師法」などと並び、医療の提供体制を定める法律として我が国の衛生法規の基幹をなすもので、医業を行うことのできる施設としての病院・診療所などについて定める医療施設に関する基本的な法規です）。

1950年に医療機関整備計画（医療機関整備中央審議会）策定、診療所・病院の配置・分布についての基準（公的医療機関中心）の策定、1951年に基幹病院整備計画（医療審議会）、1959年に医療機関整備計画案（厚生省）が策定されましたが、1950年代のものはいずれも財源不足により実行に至りませんでした。

1970年代には医療計画を策定するとする医療基本法が国会に提出されるも、廃案になりました。理由としては、日本には私的医療機関が多くを占め、政府の介入に反発が存在していたからといわれています。

1985年になって初めて医療計画が策定されました。第一次医療法改正です。それまでの医療計画推進論者の長い努力の結果と、一方に増加する医療費といった背景があったからです。これにより医療計画の制度化が図られました。第一次以降の時期と内容を簡単に羅列してみます。

①第一次改正　1986（昭和61）年施行

・医療計画制度の導入
・病院病床数の総量規制開始
・医療資源の効率的活用
・医療機関の機能分担と連携を促進
・医療圏内の必要病床数を制限

②第二次改正　1993（平成5）年施行

・特定機能病院および療養型病床群の制度化
・看護と介護を明確にし、医療の類型化、在宅医療の推進
・広告規制の緩和

・病床機能の類型化、診療報酬における包括支払い制度の開始

③第三次改正　１９９８（平成10）年施行

・地域医療支援病院制度の創設

・診療所における療養型病床群の設置

・在宅における介護サービスの在り方

・医療機関相互の機能分担

・インフォームドコンセントの法制化

④第四次改正　２００１（平成13）年施行

・一般病床と療養病床を区分化し、届け出の義務化

・医療計画制度の見直し

・適正な入院医療の確保

・広告規制の緩和

・医師の臨床研修必修化（医局制度に変化大）

⑤第五次改正　２００７（平成19）年施行

・患者への医療に関する情報提供の推進

・医療計画制度見直し等を通じた医療機能の分化・地域医療の連携体制の構築
・地域や診療科による医師不足問題対応
・医療安全の確保
・医療法人制度改革（社会医療法人の創設／新規法人設立を持分なし医療法人に限定）
・有床診療所に対する規制の見直し

⑥第六次改正　２０１４（平成26）年施行

・病床機能報告制度と地域医療構想の策定
・在宅医療の推進（「地域包括ケアシステム」の構築の推進）
・特定機能病院の承認の更新制の導入
・医師・看護職員確保対策
・医療機関における勤務環境の改善
・医療事故調査制度創設
・臨床研究の推進

⑦第七次改正　２０１５（平成27）年施行

・地域連携推進法人制度創設

・医療法人制度の見直し
・第六次改正で掲げた「地域包括ケアシステム」の構築の実現に向けた改正
⑧第八次改正　２０１８（平成30）年施行
・特定機能病院の管理運営体制の強化
・医療機関ホームページの広告規制
⑨第九次改正　２０２４（令和６）年施行
・医師の働き方改革
・各医療関係業種の専門性の活用
・地域の実情に応じた医療提供体制

長い歴史を時系列で書いてきましたが、要は、医療法の第一次改正において導入された「医療計画」がポイントです。医療計画とは、医療提供体制を地域の実情に応じて整備するために策定される計画です。医療機関の適正配置と医療資源の効率的な活用を目的としています。そして、２０１４（平成26）年に成立した「医療介護総合確保推進法」により、２０１５（平成27）年４月から「地域医療構想」の策定を開始し、２０１７年３月までにすべての都道府県で策定が完了されました。そして、団塊の世代全員が後期高齢者入りする2025年に向けて望ましい医療体制を実現しようとしていたわけです。

地域医療構想では、2025年に必要な機能別（高度急性期、急性期、回復期および慢性期）病床数と在宅医療の量を推計して、現在に比べて、高度急性期と急性期の患者が減る一方、回復期と慢性期の患者が増えるという見通しをたてて、これに合わせて病床を再編する必要があります。しかし、慢性期については、在宅医療と介護サービスの充実を通じて病床数は減らす方針でした。その実現を図るために、年4回、「地域医療構想調整会議」なる協議会を開催することとなりました。そして、一方では、介護提供体制の整備計画である「介護保険事業計画」との整合性を確保することにしました。介護保険事業計画の間隔が3年であることから、医療計画の期間がもともと5年であったものを6年に変更し、医療計画の中間見通しと介護事業計画のサイクル終了の時期を合わせることで、それぞれの進捗状況を踏まえたうえでの見直しや次期計画の策定が可能になるようにしました。

ところが、地域医療構想調整会議は、あくまでも協議がベースであり、病床再編に関する都道府県の権限が極めて限定的であるため、病床の機能転換や削減等について医療機関の賛同が得られず、2025年までに病床数を削減する必要があるにもかかわらず、実現できていないのが実情です。

このような現状を踏まえて医療計画の見直しが必要とする意見が出始めています。その骨子は、病床削減を可能とするような都道府県の権限を強化し、医療機関の賛同を得られない場合でも、必要であれば病床の機能転換や削減が円滑に進むような仕組みを作れというものです。

しかしながら、こういう考えは理想ではありますが、日本は、中国のような一党独裁国家ではないので、無理だと考えます。

地域特性に応じた医療統合の体制づくり

大都市圏と地方都市圏では、規模が全く違います。そして、地方都市圏でも中心地域と周辺の人口のまばらな地域とでは、まったく事情が異なります。

医療の世界では、病床（＝ベッド）の数が大きな意味を持ちます。例えば、病院と診療所の違いは病床数です。医療法第1条の5では、「病院」は20人以上の患者を入院させるための施設を有するもの、第1条の5の2項では、「診療所」は患者を入院させるための施設を有しないもの、または19人以下の患者を入院させるための施設を有するもの、となっています。つまり、病床20床以上の入院施設を持つものが「病院」であり、入院施設をまるっきり持たないか、入院施設があっても19床以下のものが「診療所（＝医院・クリニック）」と定義されているのです。

また、医療法では、病院の大・小は定義されていませんが、診療報酬では明確な区別があります。先ほど見た「病床200床未満」の病院は、診療報酬上は「診療所」と同じ扱いを受けるため、再診料（75点）、外来管理加算（52点）、機能強化加算（80点）などが請求できます。つまり、200床以上の病院と200床未満の病院では、診療報酬的に200床未満の病院のほうが有利です。そうした有利さを狙って、あえて病床を200床未満に抑えている病院もあると聞きます。日本に200床未満の病院が多い背景には、そういった事情もからんでくるようです。

また、紹介状なしに大病院にかかると、初診で7000円（歯科は5000円）以上、再診で3000円（歯科は1900円）以上の追加料金が取られますが、その大病院の基準は、「特定機能病院、200床以上ある地域医療支援病院、200床以上ある紹介受診重点医療機関」となっています。この制度が導入された2016年度診療報酬改定では、大病院は「500床以上」でしたが、2018年度改定でそれが「400床以上」に引き下げられ、2020年度改正でさらに「200床以上」に引き下げられました。国がそれだけ制限を厳しくしたのは、とにかく「最初は地元のかかりつけ医を受診してほしい」と考えているからのようです。私のようにキャリアの長い医師は、「大病院」といえば「400床以上」の病院をイメージしたものですが、最近ではそれが「200床以上」にまでスケールダウンしました。ともあれ、病院の経営者側は、「200床未満」の病院のメリットを十分に熟知しており、これ以上病床数を増やそうとはしないようです。

ただ、これから日本の人口が、どんどん少なくなっていくのは分かっています。もちろん人口を増やす努力も必要でしょうが、今、始めても人口が増えるには数十年はかかると思われます。

そこで私は次の提案をします。

「病床200床未満の中小病院を地方の人口規模に応じて複数統合して、地域に見合った規模の病床の病院を作り、地域の診療所と緊密に連携できる体制を作れ」

その理由は極めて明白です。医師・看護師・コメディカル・医療機器などの医療資源は大規模かつ1カ所に集約したほうが効率的に運用できるからです。イメージとしては、病床200床未満・常勤医師数35〜40人の病院が複数統合する形になります。常勤医師が統合したあとの人数になれば、人員のやりくりもスムーズに行えるため、いわゆる「医師の働き方改革」で医師を上手に休ませながら、しかも快適に働いてもらうことができます。また、それまで個々の病院で所有していたCTスキャナーやMRIなど高価な医療機器も重複して持っている必要はなくなりますから、設備費などを節約でき、医療費の抑制・削減につながります。さらに、そこで大規模に先進医療が行われることになれば、それを魅力に感じて、全国から若手医師がやって来てくれるというメリットもあります。

問題は、それぞれが民間病院であれば、経営者や経営方針もまちまちなため、統合に至る合意形成が難しいことです。そこで活躍してほしいのは、M&A関連のコンサルタントやアドバイザーです。

時流から、近年はビジネスの有効な手法として「M&A」が注目されています。地域医療に詳しいM&Aを専門に扱うコンサルやアドバイザー、仲介業者に任せるか、いなければそういう人材を養成していくシステムの構築も必要となっていくと思います。高度な専門知識やノウハウを備えている第三者に調整をお願いすれば、複数の民間病院の統合も可能ではないかと考えます。最近、医療継承問題で苦労する診療所、中小病院も多く存在するといわれています。その点でも統廃合には必要性があります。統廃合の実施に当たっては、地域性、雇用および利用者のアクセス、地域経済への影響を慎重に検討しそれ相応の時間をかけて実行すれば、合意もうまくいくのではないかと考えます。統合には、いろいろな抵抗もあるとは思いますが、医療従事者がうまく生き残るにはやはり統廃合はやむを得ない選択の一つにならざるを得ないのではないかと思われます。統合当初は、統合された内部での軋轢《あつれき》や、不満もあるでしょう。また、利用者であるそれまでの患者さんたちに不便をかけることもあると思いますが、長い目で見れば、統合したメリットのほうが前面に出てくるはずです。すべてを民間に委託するのが難しければ、厚生労働省や経済産業省あたりが音頭をとって、「中小規模病院の統合・集約」を新たな国家的事業として立ち上げるという手もあります。

先にも述べたように、財源は工夫すれば捻出することが可能であることは示しました。財務省がいうような財源がないから無理だという高圧的なやり方では、医療関係者や国民はついてこないと思います。今は、日本中で薬が手に入りにくい問題や、身近な問題などに予算をつけて解決する姿勢を素早く示すなど、財務省・厚労省は、医療者や国民の信頼を取り戻すことが先決でしょう。それを行ったうえで、地域に見合った規模の病床数の病院にすべきだと考えます。その病床数ですが、大都会や地方の県庁所在地のある中心部なら1000床を超える大病院、地方都市なら半分規模の500床ぐらいの病院、さらに小さな郡部では、100程度の大きさの病院を複数誕生させることができれば理想と考えます。もちろん、その地域によって人口の分布などさまざまな要因があるのでケースバイケースでしょう。そういう大・中病院が複数できれば、西洋医学だけに限らず、日本に昔から存在する漢方などを交えた伝統医療者（真の漢方の専門家は、少ないので）の使い手も交えて、統合した全人的で理想的な医療も可能になるのではないかと考えます。さらに、日本の製薬会社にとってもプラスになります。病院を統合して新病院を設置する段階で、製薬会社が一部費用を負担するなどして業務提携の関係を結んでおけば、新薬開発のための大規模な治験が病院単位でスムーズに行えるようになるからです。

これまで、日本で新薬開発がなかなか進まなかったのは、治験というハードルが高すぎたからだという説があります。治験には協力してくれる患者が大量に必要になりますが、日本のように小規模の病院が多いと被験者がなかなか集まらず、被験者をそろえるためだけに長大な時間がかかってしまうとか。外国の製薬会社が日本で治験をやりたがらないのも「被験者集めに手間暇がかかりすぎるからだ」と聞いたことがあります。ところが、当初から治験に参加することを前提に大病院が立ち上がり、あとは本人の同意があれば、国内外の製薬会社のなかからも「この病院と業務提携して治験に参加してもらおう」と考える企業も出てくるでしょう。そうなれば、これまで日本で使用できなかった海外の画期的な新薬が、日本の患者にも使ってもらえるようになるはずです。

すると、次のような疑問も湧くはずです。「大規模な治験に参加する病院と分かっていて、その病院に入院したいと思う患者がいるだろうか」と。

私は、そういった患者も少なからず存在すると考えています。わが国には、特殊ながんに罹患したために治療薬がなく「海外で開発された新薬を私にも使ってほしい」と考えている患者もいます。そういった患者を見つけて声を掛ければ、治験に参加してくれる患者もいるはずです。

また、医療費の支払いに苦慮している後期高齢者の患者に対して、新たな大病院がなんらかの優遇措置を講ずれば、治験に参加してくれる人も一定数現れるのではないでしょうか。

広島県が三つの病院を統合する新病院構想を推進

　私がこのような中小病院の統合策を思いついたのは、耕作放棄地が問題になった20年ほど前、荒れ果てた農地を複数買い取り、重機を入れて周辺の土地も開墾し、大規模農場を建設・営業する「アグリビジネス」企業がいくつも話題になっていたからです。その後、そうした農業法人の消息は聞きませんが、当時は「なるほど、そうやって農地を集約すれば、農業もビジネスとして成立するのか」と意外に思った記憶があります。それが頭の片隅に残っていたので、病院を集約・統合するという発想が浮かんだのだと思います。

　そう思って調べてみると、すでに実践しつつある例がありました。広島県が主体となって進めている新病院の構想です。その基本構想では、県立広島病院（712床）、JR広島病院（275床）、中電病院（248床）の3病院を統合し、舟入市民病院（156床）、土谷総合病院（394床）、マツダ病院（270床）、広島記念病院（200床）、吉島病院（199床）の5病院の機能の一部を新病院に移転させるとか。そうした新病院は2030年の開業を目指していて、広島県としては、高度医療や人材育成を担う新たな拠点病院と位置づけているようです。

今後、こうした病院の統合は、人口減少が続くことで、やむにやまれない形で進行していくのではないかと考えます。

日本にも医師養成のための社会人向けスクールを

医師不足を解消するためのアイデアがもう一つあります。それは、ビジネスマン向けの医師養成ビジネススクール、通称ドクタースクールを立ち上げることです。

今日の日本で「医師」という職業に就くためには、大学医学部に入学するしかありません。つまり、人生におけるチャンスは高校卒業時のほぼ1回に限られています。

しかし、ほかの学部に入学し、医師以外の仕事に就いている人のなかにも、医師としての適性を備えた人は大勢います。いや、「大学医学部→大学病院→専門医」という一本道しか経験していない若手医師に比べて、酸《す》いも甘いも噛み分けた社会人のほうが、むしろ患者に寄り添う医療を提供しやすいとも考えられます。そうだとすれば、今の日本の医師養成制度は、あまりに偏った不自由な制度ともいえます。

そこで私は、すでに社会に出たビジネスマンにも、医師という職業に就くチャンスを広く用意すべきだと考えます。

ここ数年のコロナ禍を経て、ビジネスマンの間では、働きながら夜間のビジネススクールに通ってＭＢＡ（経営学修士）の資格を取得する人が増えているそうです。ここ数十年の間に、企業の終身雇用制度は完全に崩壊し、安倍政権時代の働き方改革を経て、多くのビジネスマンがセカンドキャリアやリスキリングを意識するようになりました。「今の職場でいつまで正社員でいられるか分からないし、まさかの時のために、国際的に通用する資格を取っておこう」と考える人が増えているのでしょう。

そのように、向学心に燃えるビジネスマンが多いのであれば、医師を養成するためのビジネススクール、例えばドクタースクール、ドクターカレッジのようなものがあってもいいはずです。

実は、アメリカには「メディカルスクール」という社会人向けの医師養成学校が数多く存在しています。座学より臨床研修が中心の４年制のスクールで、医学の専門教育に特化し、即戦力となる医師を養成するのが目的です。

私がイメージしているドクタースクールは、このメディカルスクールに準ずるものです。大学のように一般教養科目は必要ないので、完全に医学に特化したスクールにすれば、広いキャンパスもいらないし、実際の病院を主な教場にするのであれば、必要最小限の設備でスクールを運営できます。もし、こういったドクタースクールが日本に誕生するのであれば、一念発起して医師を目指そうと考える社会人も一定数存在すると思います。ただし、現在の医師法では、大学医学部の卒業生しか医師国家試験の受験資格が得られないため、まずは医師法の改正からスタートしなければなりません。

そうやって即戦力となる医師をドクタースクールで早期に養成すれば、現在わが国で進行中の「超高齢化」にも早い時点で対応可能だと思います。そしてもし、将来的に医師が過剰になる時代が来るのであれば、そのときは速やかにスクールを閉鎖すればいいのです。ドクタースクールは、開校時の初期投資を少なく抑えることができるため、大学の医学部を閉鎖するより、ずっと簡単に店じまいできるはずです。今日のように、大学医学部の定員をいつまでも〝暫定的に〟増やし続けるのであれば、暫定的にドクタースクールを開校することも、選択肢の一つにぜひ加えるべきです。

おわりに

本書を通じてお伝えしたいのは、医療は単に国の政策や財政問題の一部ではなく、私たち一人ひとりの健康と命に直結する社会の基盤であるということです。日本の医療システムは長い歴史のなかで、国民皆保険制度をはじめとする多くの成果を生み出してきました。しかし、その一方で、診療報酬の引き下げや医師の働き方改革など、現場を取り巻く環境は日に日に厳しさを増しています。そして、この「医療崩壊」という危機的な現実に向き合うのは、国民全体の課題であると私は強く感じています。

私たちが日々受ける医療の裏側には、多くの医療従事者の献身的な努力があります。しかし、過剰な労働や医療費削減の圧力が続けば、その努力が報われないどころか、医療の質そのものが揺らいでしまいます。私が本書で用いた事実やデータを基に、日本の医療が今まさに岐路に立たされていることを理解し、行動を起こすきっかけにしていただければ幸いです。

「医療は人間の尊厳を守るための最後の砦《とりで》」ともいわれます。その砦が崩れれば、私たちの生活は大きな影響を受けることになってしまいます。そうしないためには、医療政策の在り方を根本から見直し、適切な財源配分や医療従事者の環境改善を進めることが急務です。そして、その実現には国民一人ひとりの関心と声が欠かせません。

本書が、読者の皆様にとって「医療」というテーマを再考する一助となり、未来の医療を守るための議論や行動を促すきっかけになれば、このうえない喜びです。

ともに声を上げ、支え合い、次世代のために誇れる医療体制を築いていきましょう。

原口兼明（はらぐち　かねあき）

1982年３月　富山医科薬科大学医学部を卒業後、鹿児島大学麻酔科学教室で２年間研修（麻酔科標榜医）
1984年４月　鹿児島大学耳鼻咽喉科学教室に入局
1990年12月　日本耳鼻咽喉科学会専門医
1991年１月　医学博士
1994年８月　原口耳鼻咽喉科を開院
1995年９月　医療法人 原口耳鼻咽喉科に変更
現在に至る。

本書についての
ご意見・ご感想はコチラ

医療崩壊前夜

2025年2月28日　第1刷発行

著　者　　原口兼明
発行人　　久保田貴幸

発行元　　株式会社 幻冬舎メディアコンサルティング
〒151-0051　東京都渋谷区千駄ヶ谷4-9-7
電話　03-5411-6440（編集）

発売元　　株式会社 幻冬舎
〒151-0051　東京都渋谷区千駄ヶ谷4-9-7
電話　03-5411-6222（営業）

印刷・製本　中央精版印刷株式会社
装　丁　　川嶋章浩

ISBN 978-4-344-94885-3 C0036
幻冬舎メディアコンサルティングＨＰ
https://www.gentosha-mc.com/